KB151215

식사가 잘못됐습니다

의사가 가르쳐주는 최강의 식사 교과서

식사가
잘못
됐습니다

마키타 젠지 지음

전선영 옮김

강재헌 감수

더난출판

우리가 알고 있는 식사법은
온통 오류투성이다

고지혈증 환자들 중에는 고지방 식품을 즐겨 먹는 사람보다 탄수화물 중독 상태인 사람이 더 많다. 따라서 고지혈증 치료 식단은 탄수화물, 특히 당류 섭취를 줄이는 데 역점을 둬야 한다. 고지방 식사를 통한 콜레스테롤 섭취가 혈중 콜레스테롤 수치에 미치는 영향은 10퍼센트에서 20퍼센트에 불과하기 때문이다.

모든 사람이 건강식품이라 여기는 과일을 과다 섭취하면 비만으로 이어진다는 사실은 많은 연구 결과들이 뒷받침해준다. 최근 실시한 국민건강영양조사에서도 한국인은 과일 섭취량이 늘어날수록 비만이 증가하는 것으로 나타났다. 과일은 분명 건강식품이다. 하지만 탄수화물이 많이 들어 있어 다량 섭취하면 몸에 해로울 수 있다.

이처럼 우리가 알고 있는 식사에 대한 상식은 틀리거나 최신 정보가 반영되지 못한 것들이 많다.

의사로서 환자를 진료하다 보면 환자를 고통스럽게 만드는 병을 치료하기 위해 의사가 해줄 수 있는 것이 많지 않다는 사실을 절감하게 된다. 합병증으로 신부전증과 심장 질환을 앓고 있는 당뇨병 환자나 몸의 한쪽만 쓸 수 있는 편마비가 온 뇌경색 환자 그리고 말기 암으로 고통을 받는 환자에게 해줄 수 있는 치료는 극히 제한적일 수밖에 없다. 그런 의미에서 현대인이 고통을 받는 많은 질환들은 그 원인이 되는 생활 습관을 사전에 교정하는 것이 최선이고, 그중에서도 식단과 식습관을 바꾸면 대부분 병을 예방할 수 있다.

살찌고 싶지 않은 사람이 알아야 할
식사의 새로운 상식

마키타 젠지 박사의 이 책을 읽으면서 비만 전문의로서 지난 20년간 체중 조절, 당뇨병, 이상지혈증, 지방간 등의 만성 질환을 치료하면서 내가 환자들에게 권고해온 방식과 유사한 식사법을 저자가 소개하고 있다는 사실에 깜짝 놀랐다. 동일한 현대 의학을 배운 의사로서 같은 주장을 하는 것이 당연하지 않느

냐고 반문할 수 있겠지만, 저자가 추천하는 식사법 중에는 상당수의 의사나 영양학자가 동의하지 않는 내용들이 포함되어 있다. 저자는 38년간 당뇨병 전문의로서 환자를 진료해온 명의이며, 그가 제시하는 식사법은 의과대학에서 배운 지식을 수많은 환자들을 치료하면서 얻은 경험으로 보완한 결과물이다. 더 이상 무슨 설명이 필요한가.

환자들은 대부분 건강에 좋다고 알려진 식품은 무조건 내 몸에도 좋을 것이라 생각한다. 하지만 몸에 좋은 과일이나 메밀 속의 탄수화물도 많이 먹으면 혈중 인슐린 수치를 높여 비만, 당뇨, 고지혈증 등의 만성 질환을 유발한다는 사실은 체중 조절과 혈당 조절을 위해 꼭 알아둬야 할 상식이다. 세간의 상식과 달리 섭취 열량을 따져 먹는 다이어트보다는 당류 섭취를 줄이고 양질의 단백질, 채소와 함께 건강한 기름을 섭취하는 것이 지속가능한 최고의 체중 조절법인 것이다.

이 책은 보편적인 영양학적, 의학적 지식과 다른 식사법을 다수 소개하고 있다. 그중 몇 가지를 꼽아본다.

체중 관리에서 가장 중요한 것은 칼로리나 지방 섭취량이 아니라 탄수화물 섭취량이라는 저자의 주장에 나는 전적으로 동의한다. 체내 인슐린 수치가 상승하면서 체지방이 축적되는데, 인슐린 수치를 높이는 영양소는 지방이 아니라 탄수화물이기 때문이다.

지난 30년간 한국인의 당류 섭취량이 급증하면서 성인의 비만

유병률은 26퍼센트에서 38퍼센트로 증가했다. 미국 농무부 발표 자료에 따르면 미국인의 하루 섭취 열량과 지방, 콜레스테롤 섭취량은 줄어드는데 반해 비만율은 급증하고 있다. 주된 이유는 같은 기간 미국인의 당류 섭취량과 시리얼, 패스트푸드 섭취량이 크게 늘었기 때문이다.

단백질 보충제나 아미노산 보충제가 신장을 망친다. 탄수화물을 줄이는 대신에 채소와 단백질이 풍부한 식단을 짜야 하는데, 이를 단백질 보충제로 대체할 경우 신장에 과중한 부담을 주어 신부전으로 이어질 수 있다. 반면에 단백질이 풍부한 생선, 두부, 살코기 등의 식품은 포만감이 크기 때문에 과잉 섭취의 위험이 적다.

조금씩 자주 먹어야 살이 찌지 않는다는 주장 역시 일리가 있다. 몇 년 전 유행했던 '일일 일식' 다이어트는 당시 선풍적인 인기를 얻었으나 지금은 많은 이들의 기억 속에서 사라졌다. 잠깐은 효과가 있을 수 있지만, 시간이 지나면서 폭식이나 과식으로 이어져 장기적으로는 오히려 비만을 유발하기 때문이다.

운동은 식후에 바로 하는 것이 좋다. 공복 기간에 운동을 하면 운동 후 식욕이 더 왕성해져 과식하게 되고 그 결과 오히려 체중 증가를 가져올 수 있기 때문이다. 그보다는 식후 가벼운 운동으로 혈당 상승으로 인한 인슐린 분비를 억제하는 편이 체중 조절에 훨씬 효과적이다.

　　이렇듯 저자는 잘 알려지지 않은 비만, 노화, 질병에 관한 과학적이고 경험적인 지식뿐 아니라 직장인에게 가장 중요한 집중력, 피로 회복에 관한 내용도 다루고 있다. 격무에 시달리며 건강관리를 위한 시간을 내기 어려운 직장인이 일과 인생에서 최고의 성과를 발휘하기 위한 최강의 무기인 건강을 지키기 위한 식사법을 이해하기 쉽게 알려준다.

　저자가 소개하는 건강법은 현대인이 비만, 당뇨병, 심장병, 뇌졸중, 암 등 심각한 질환의 위험으로부터 생명을 지킬 수 있는 지름길로 안내한다. 무조건 소식을 하고 운동을 많이 하라는 충고는 바쁜 현대인이 실천하기에 무리가 있다. 저자의 말처럼 우리 선조로부터 물려받은 DNA에 맞는 식사법, 한 세기 전에 우리 조상이 먹던 식단으로 돌아갈 때 건강하게 무병장수할 수 있다.

　이 책을 읽고 나면 오류투성이 식사법에 대한 우리의 상식이 뒤집힐 것이다. 아무쪼록 독자들이 건강하고 장수하기 위한 식사법을 제대로 이해하고 실천에 옮겨 질병으로부터 고통받는 일이 줄어들었으면 하는 마음이다.

　　　　　　　　　　　강재헌 강북삼성병원 가정의학과 교수

건강의 차이가
곧 인생의 차이다

　나는 당뇨병 전문의로 지난 38년 동안 20만 명이 넘는 환자를 진료해왔다. 당뇨병 환자들을 보면 한창 일할 나이의 직장인이 많은데 사실 당뇨병이 있으면 심장병이나 뇌 질환, 암이나 치매 등 온갖 질병에 걸리기 쉽다. 그렇기 때문에 의사나 환자나 당뇨병을 치료하는 데만 전념할 수 없다. 오히려 다양한 질병을 예방하고 조기에 발견할 수 있도록 힘쓰는 것이 중요하다.

　당뇨병 환자들을 돌보며 하루하루를 보내던 나는 얼핏 보기에 똑같이 일하는 직장인들 사이에서 '건강 격차'가 크게 벌어지고 있다는 사실을 발견했다. 80세까지 일하고 100세가 되어도 건강할 것 같은 사람이 있는가 하면 정년퇴직에 이를 즈음 목숨이 오가는 병에 걸리지 않을까 걱정스러운 사람도 많다.

예를 들어 40세 전후의 직장인 100명이 있다면 그중 20퍼센트가 '건강 상류층'이고 나머지 80퍼센트는 안타깝게도 '건강 하류층'이다. 그 격차를 40세 때는 좀처럼 자각하지 못할 수 있다. 그러나 실제로는 업무 성과가 떨어지고 건강이 무너지기 시작하여 50대에 접어들 무렵부터 현실적인 질병으로 나타난다.

직장인 사이에 건강 격차를 초래하는 것은 어김없이 '매일 먹는 식사'다. 먹는 것은 일반적으로 생각하는 것보다 훨씬 더 크게 건강을 좌우할 뿐 아니라 업무 성과에도 영향을 미친다.

부지런히 일하는 직장인이 가장 중요하게 여겨야 할 것은 매출 수치나 인맥이 아니다. 성과를 높이기 위해 바쁘게 움직이고 있는 자기 자신에게 얼마나 올바른 영양을 주입하느냐를 무엇보다 중시해야 한다. 제아무리 성능이 뛰어난 고급차도 불순물투성이인 수상쩍은 휘발유를 넣으면 제대로 움직일 수 없다. 그런데 자기 몸에는 아무렇지도 않게 그런 짓을 하는 직장인이 많다.

건강이 나빠지는 원인의 90퍼센트는 혈당치
인체 메커니즘을 따르는 올바른 식사란

"무슨 말씀을. 난 매일 고급 휘발유 못지않은 좋은 음식을 먹고 있다고."

이런 자신만만한 반론이 들려오는 듯하다. 요즘에는 건강과 식사의 관계를 다방면으로 따져보는 사람이 늘어 지적인 직장인이라면 '○○가 몸에 좋다더라'라는 정보에도 민감하게 대응할 것이다. 그러나 거기에는 큰 함정이 있다. '○○가 좋다', '○○는 나쁘다'라는 단편적인 정보와 그 성분을 눈여겨보기 쉽지만 사실 그것보다 훨씬 중요한 것이 있다.

인간의 몸은 소화, 흡수 시스템을 갖추고 있다. 그 소화, 흡수 시스템에 따라 우리가 입으로 먹은 음식이 소화되어 '형태를 바꾼 영양소'가 되고 필요에 따라 흡수되어 신체의 일부가 된다. 여기서 '형태를 바꾼다'라는 점이 중요한데, 먹은 것은 그대로 신체의 일부가 되는 것이 아니라 대사를 거치면서 구성이 바뀌어 다양한 물질로 합성된다. 이런 구조를 밝혀내는 학문을 '생화학'이라 한다. 생화학은 생명 현상, 말하자면 인체의 메커니즘을 규명하는 학문이다.

인간은 과거와 비교해 변함없는 소화, 흡수 시스템을 갖추고 있으며 그것을 조절하는 기관이 뇌다. 이런 인체 메커니즘을 벗어나는 식사법은 본래 있을 수 없다. 그러나 세상에는 '있을 수 없는' 식사법이 끊임없이 등장하고 있다.

나는 많은 의사가 싫어하는 거북이 등껍질 같은 복잡한 화학식 투성이의 생화학을 공부해 음식이 소화, 흡수되는 과정에서 인체에서 어떤 반응이 일어나는지 잘 알고 있다. 생화학의 관점에서

보자면 우리 인간이 절대로 입에 넣어서는 안 될 것이 현대사회에 넘쳐나고 있다. 이 책에서 다루겠지만 캔커피나 주스처럼 '씹을 필요 없는 탄수화물' 음식이 그 대표적인 예다. 많은 직장인이 매일같이 그런 탄수화물 음식을 섭취하고 있다.

- 몸무게가 서서히 늘더니 도통 줄지 않는다.
- 혈압이 높다는 지적을 받는다.
- 쉽게 지친다.
- 업무 도중에 곧잘 존다.
- 집중력이 낮다.

이처럼 다양한 형태로 나타나는 몸의 이상 증상에서 당신도 자유로울 수 없을 것이다. 이런 증상이 나타나는 근본 원인은 '혈당치'에 있다. 직장인이 고심하는 질병이나 몸의 이상 증상의 90퍼센트 이상은 혈당치 문제다. 혈당치가 지나치게 높거나 급격하게 오르락내리락하면 우리 몸은 심각한 손상을 입는다.

대개 그것은 현대인 특유의 '식사 습관'에서 비롯되었다고 해도 과언이 아니다. 흔히 균형 잡힌 식사를 하라고 말하지만 도대체 무엇이 균형 잡힌 식사인지 대다수 사람들은 알지 못한다. 몸에 좋으라고 했던 일이 '비만→노화→질병'이라는 흐름으로 연결되기 일쑤다.

속설, 주관적인 건강법에 속아선 안 된다
과학적 근거를 바탕으로 한 최강의 식사란

매일 아침 갓 짜낸 오렌지주스를 마시고 집을 나선다는 30대 남성. 건강에 좋은 일을 하고 있다는 생각에 가슴이 뿌듯하다. 그가 이런 생각을 하는 과학적 근거는 무엇일까. '갓 짜냈으니 건강에 좋을 것이다'라는 설명만으로는 근거가 부족하다. 그는 과연 그 주스 안에 얼마나 많은 당이 들어 있는지 알고 있을까. 굳이 오렌지를 주스로 갈아서 마시는 바람에 고혈당 상태가 되어 당뇨병을 비롯한 다양한 질병에 스스로 다가서고 있다는 사실을 알고 있을까.

- 일을 시작하기 전에 에너지 음료를 마셔 원기를 불어넣는다.
- 영양을 생각해 매일 아침 시리얼을 먹는다.
- 칼로리를 고려해 지방이 많은 음식은 늘 삼간다.
- 근육을 만들기 위해 단백질 보충제를 섭취한다.
- 시간이 나면 조깅을 한다.

자칭 '건강에 신경 쓰는 직장인'들이 갖고 있는 이런 습관은 그야말로 병에 걸리기 위한 노력이라 해도 무방하다. 솔직히 직장인 대다수가 업무에서는 뛰어난 능력을 발휘하지만 자기 입에 들어가는 음식에 대해서는 매우 무지하다.

예를 들어 다이어트를 위해 필사적으로 칼로리나 지방을 제한하는 사람이 많은데 현재의 의학 상식에 비춰볼 때 비만의 원인은 탄수화물이며 칼로리나 지방은 무관하다. 그러나 영양사나 의사조차 아직도 칼로리 신화를 믿는 사람이 많다.

이 책은 우리가 취해야 할 가장 바람직한 식사를 최신의 과학적 근거를 바탕으로 설명한다. 인체 메커니즘을 규명하는 생화학과 전 세계에서 발표된 신뢰할 만한 논문 그리고 20만 명 이상에 이르는 임상 경험을 바탕으로 하므로 그 내용은 흔한 속설이나 주관적인 건강법, 일부의 주장을 확대 해석한 건강법과 다르다. 이 책을 읽고 나면 일시적인 유행에 휘둘리지 않는 절대적인 식사법을 익힐 수 있으며 그 결과 '비만', '노화', '질병'에 효과적으로 대처할 수 있다.

몸과 마음을 건강하게 유지하는 것은 업무 성과를 최대로 끌어올리는 데 필수적인 조건이다. 식사는 바로 심신의 건강을 유지하기 위한 최강의 기술이다. 나이 들수록 신진대사는 둔해지지만 일을 잘하는 사람일수록 '무엇을 먹을 것인가', '어떻게 먹을 것인가'에 소홀하지 않는다. 업무를 완수하는 데 건강한 신체는 필수이기 때문이다.

20대에서 30대 초반까지는 식사에 신경 쓰지 않았어도 별 문제가 없었을지도 모른다. 하지만 그렇게 지내다 나이가 들게 되면 서서히 몸의 기능이 떨어지고 덩달아 업무 성과도 나빠질 수 있다. 30대 중반 이후에는 몸에 무엇을 넣을 것인지, 식사를 어떻게 관리해나갈 것인지를 잘 판단해 최선의 선택을 해야 한다. 여기서 건강 격차의 갈림길이 시작된다.

이 책은 가장 먼저 서장에서 많은 직장인이 잘 알지 못하는 혈당치에 대해 설명한다. 중요한 것은 '균형 잡힌 식사'라는 알쏭달쏭한 개념이 아니라 어떻게 혈당치를 조절하느냐이다. 얼마나 많은 사람이 인체 메커니즘에서 벗어난 주관적인 건강법을 실천하고 있는지 실감할 수 있을 것이다.

1장에서는 최신 의학 자료를 바탕으로 정리한 '의학적으로 올바른 식사법' 20가지를 공개한다. 시간이 없다면 이것만 알아두어도 식생활이 크게 개선될 것이다. 2장부터 5장까지는 비만, 노화, 질병이 발생하는 메커니즘을 설명하면서 '혈당치를 조절할 수 있는 식사법'을 소개한다. 마지막으로 6장에서는 세계 장수 마을에 관한 문헌을 바탕으로 통계 자료가 실증하는 '장수하는 사람들의 열 가지 생활 규칙'을 살펴본다.

이 책은 꼭 첫 페이지부터 순서대로 읽지 않아도 된다. 흥미 있는 분야나 관심 있는 항목부터 읽어도 상관없다. 앞으로도 계속해서 업무에서 좋은 성과를 내면서 건강하고 활기찬 인생을 살고 싶다면 이 책을 무기 삼아 지금 당장 식사부터 바꿔보자.

1 의학적으로 올바른 식사법 20
건강 상류층이 알아야 할 식사의 새로운 상식

2 살이 빠지는 식사법
탄수화물 제한으로 심신을 단련하다

3 지치지 않는 힘을 기르는 식사법
세끼 식사로 신체의 기능을 높인다

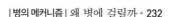

6 통계 자료가 알려주는 100세 시대 식사법
장수하는 사람들의 10가지 생활 규칙

The Ultimate Guide to
Developing Healthy Eating Habits

인체의 메커니즘을 따르는 최강의 식사

혈당치 관리가 최대의 열쇠다

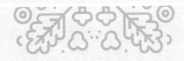

잇달아 등장하는 각종 다이어트 비법과 최신 식사법을 살펴보면
인체의 메커니즘을 무시하거나 일부 효능을 확대 해석해
고개가 갸우뚱해지는 것이 적지 않다. 대체 올바른 식사법이란 무엇일까?

자기도 모르게 건강을 해치는 음식
건강에 좋아 보이는 음식의 정체

"오늘 하루도 힘내야지."

보험 관련 기업에 근무하는 30대 중반의 A는 매일 아침 회사 건물에 설치되어 있는 자동판매기에서 캔커피를 뽑는다. 커피가 나오면 자기 자리에 가서 마시면서 컴퓨터를 켜고 메일을 확인한다. 이렇게 하루 일과를 시작한다.

A처럼 캔커피를 하루도 빠짐없이 마시는 직장인을 자주 본다. 텔레비전에서 "졸음이 말끔히 사라져 상쾌한 기분으로 업무에 임할 수 있다"고 광고하는데 그 영향을 받았을지도 모른다.

하지만 건강을 소중히 생각하는 직장인에게 캔커피는 악마의 음료이므로 절대로 입에 대지 않는 것이 좋다. 캔뿐 아니라 페트병에 든 커피도 마찬가지다. 그런 커피 음료는 카페에서 파는 갓 내린 커피와는 차원이 다른 음료다. '설탕 덩어리가 녹아 있는 액체'일 뿐이며 건강에 나쁜 점은 있어도 좋은 점은 하나도 없다.

그림 0-1은 시중에서 파는 커피 음료 한 병에 들어 있는 탄수화물 함유량을 나타낸 것이다. '유어스 도토루 허니라테'라는 제품은 100밀리리터당 6.2그램의 탄수화물(정확히는 탄수화물＝당질＋식이섬유지만 식품에 함유된 식이섬유는 극히 소량이므로 여기에서는 당질≒탄수화물로 쓴다)이 들어 있다. 300밀리리터짜리 하나를 마

시면 각설탕 네 개 반을 먹는 것이나 다름없다. '스타벅스 디스커버리스 카페라테'라는 제품도 한 병이 200밀리리터로 용량은 많지 않지만 들어 있는 설탕의 양이 각설탕으로 치면 네 개나 된다.

커피 음료뿐 아니다. 그림 0-2에서 보듯이 자동판매기나 편의점에서 흔히 볼 수 있는 음료들은 다량의 탄수화물을 함유하고 있는 경우가 많다. 콜라 같은 달콤한 청량음료가 당분을 많이 함

그림 0-1 인기 캔커피 음료의 탄수화물 함유량 (페트병 포함)

제품명	100ml/100g당 탄수화물	용량	1병당 탄수화물	1병당 각설탕
칸타타 프리미엄 라테	5.4g	275ml	14.8g	3.7개
조지아 고티카 아로마라테	5.1g	270ml	13.8g	3.5개
스타벅스 디스커버리스 카페라테	8.6g	200ml	17.1g	4.3개
스페셜티 카페라테 마일드	6.4g	250ml	16.1g	4.0개
헤이루 카페라테	6.0g	300ml	18.0g	4.5개
카페라테 마일드라테	7.8g	200ml	15.6g	3.9개
유어스 도토루 허니라테	6.2g	300ml	18.7g	4.7개
프렌치카페 카페오레	7.9g	200ml	15.9g	4.0개
레쓰비 카페타임 라테	6.5g	240ml	15.7g	3.9개
맥스웰하우스 콜롬비아나 카페라테	5.8g	240ml	14.0g	3.5개
아카페라 카페라테	6.4g	240ml	15.3g	3.8개

출처: 소비자시민모임, 2017년

그림 0-2 인기 청량음료의 탄수화물 함유량

제품명	100ml/100g당 탄수화물	용량	1병/1봉지당 탄수화물	1병/1봉지당 각설탕
위더인젤리 에너지	25g	180g	45g	11.2개
오로나민C 드링크	15.8g	120ml	19g	4.7개
데카비타C	13.5g	210ml	28.3g	7.0개
웰치스 오렌지 100	12g	800ml	96g	24개
환타 오렌지	11.5g	500ml	57.5g	14.3개
코카콜라	11.3g	500ml	56.5g	14.1개
미쓰야 사이다	11g	500ml	55g	13.7개
칼피스 워터	11g	500ml	55g	13.7개
레드불	10.8g	250ml	27g	6.7개
오랑지나	10.4g	420ml	43.6g	10.9개
씨씨 레몬	10.1g	500ml	50.5g	12.6개
캐나다 드라이 진저에일	9g	500ml	45g	11.2개
가고메 야채생활 100 오리지널	(탄수화물)7.4g	200ml	(탄수화물)14.8g	3.7개
가고메 야채하루 한 병	(탄수화물)6.8g	200ml	(탄수화물)13.7g	3.4개
포카리 스웨트	6.2g	500ml	31g	7.7개
이로하 스모모	4.8g	555ml	26.6g	6.6개
아쿠아리우스	4.7g	500ml	23.5g	5.8개

업체 홈페이지에서 수치 참고

유하고 있다는 사실은 잘 알려져 있다. 주의해야 할 것은 아무래도 건강에 좋아 보이는 제품이다. 대표적인 제품을 몇 개 꼽아보자면 '위더인젤리'에 45그램(각설탕 열한 개), '씨씨 레몬'에 50.5그램(각설탕 열두 개), '데카비타C'에 28.3그램(각설탕 일곱 개)으로 다량의 당분이 함유되어 있다.

본래 건강한 사람의 체내에는 약 4.5리터의 혈액이 있으며 그 안에 함유된 포도당 농도(혈당치)는 공복일 때 90밀리그램 퍼 데시리터(mg/dl)다. 즉 혈액 속에는 4그램 전후의 포도당이 존재하며 그만큼만 있으면 충분하다는 것이다.

그렇다면 4그램으로 충분한데 커피 음료 같은 음식을 섭취하여 갑자기 다량의 설탕이 들어오면 어떻게 될까. 사람의 몸이 전혀 생각하지 못한 어이없는 사태가 벌어진다.

높은 혈당치가 비만을 낳는다
초조감부터 암, 치매까지 만병의 근원

이제 '혈당치'라는 말은 웬만한 사람이면 다 알고 있다. 직장에서 실시하는 건강 검진에서도 '공복 혈당치'나 최근 한두 달 사이 혈당치의 추이를 보는 '헤모글로빈 A1c(당화혈색소) 수치'를 재는데 이런 수치가 높으면 당뇨병이 의심된다. 그런데 이 혈당치가 사실은 당뇨병뿐 아니라 건강 상태의 모든 것을 결정한다 해도 과언이 아니다.

무엇보다 '혈당치가 높은 상태가 비만을 만든다'. 자세한 메커니즘은 2장에서 설명하겠지만 살이 찐 것은 기름진 음식을 먹었기 때문이 아니라 혈당치가 올랐기 때문이다. 거꾸로 혈당치를 낮출 수 있다면 고기를 먹든 튀김을 먹든 살이 찌지 않는다. 살찐 사람이 의사에게 살을 빼라는 말을 듣는 것은 비만이 만병의 근원이라는 데 의심의 여지가 없기 때문이다. 뇌 질환이나 심장 질환, 암, 치매 등 무서운 질병은 모두 비만과 관련이 있다.

한편으로 당뇨병 환자는 이런 질병에 걸리는 비율이 높은 것으로 밝혀졌다. 다시 말해 애초에 혈당치가 높다는 것 자체가 몸에 온갖 나쁜 일을 일으키는 것이다. 혈당치가 높으면 면역력이 떨어지는 데다 몸속에서 최종당화산물(AGE, Advanced Glycation End-products)이라는 유해물질이 만들어져 여기저기에서 노화가 진행된다. 혈당치가 높으면 혈관과 내장은 물론 피부 등 외모까지 상하고 만다.

또 혈당치가 안정되지 않으면 초조감, 졸음, 권태감, 욕지기, 두통 같은 불쾌한 증상도 생긴다. 그야말로 혈당치는 건강관리의 가장 큰 열쇠라고 할 수 있다.

이러한 사실을 안다면 자신의 혈당치에 무관심할 수 없다. 해외 프로 축구팀에서 활약하는 어느 일본 선수는 기량을 최대한 발휘하기 위해 2장에서 소개할 '프리스타일 리브레'라는 기기를 이용해 혈당치를 조절한다. 리브레는 본래 당뇨병 환자용으로 개

발되었지만 의식 있는 사람들은 건강관리를 위해 사용한다.

지적인 직장인이 근거 있는 건강법을 실천하고 싶다면 '혈당치를 조절한다'라는 명제를 명심해야 한다. 혈당치를 조절하려면 무엇보다 식사에 유의할 수밖에 없다. 그런데 지적인 직장인들 다수가 탄수화물이 듬뿍 들어 있는, 마실 필요도 없는 음료수를 들이킴으로써 아침부터 혈당치를 대폭 올린다.

현대인의 다수가 탄수화물 중독
혈당 스파이크가 일으키는 불쾌감

혈당치를 올리는 것은 전적으로 탄수화물이며 지방이나 단백질은 혈당치를 올리지 않는다. 버터로 구운 고기를 잔뜩 먹어도 혈당치는 올라가지 않고, 혈당치가 올라가지 않으므로 살도 찌지 않는다.

반면에 고작 한 병의 음료수가 혈당치를 급격하게 올리고 비만을 초래해 건강을 해친다. 거기에 다량의 탄수화물이 들어 있기 때문이다. 탄수화물은 당질이라는 말로 바꿔 쓸 수 있는데, 실제로 탄수화물이 가득 든 청량음료에 '탄수화물 ○그램'이 아니라 '당질 ○그램'이라 표기한 것도 있으므로 헷갈리기 쉽다.

탄수화물은 밥이나 빵, 면류, 과일, 케이크나 과자, 청량음료 등 직장인이 평소에 섭취하는 다양한 음식에 들어 있다. 이러한 탄수화물이 든 음식을 섭취하면 예외 없이 혈당치가 올라가지만 혈당치가 올라가는 양상은 제각각이다.

그림 0-3의 그래프를 보면 밥이나 빵 같은 고형 음식은 혈당치의 상승 곡선이 완만하다. 위에서 소화하는 데 시간이 걸리기 때문이다. 하지만 액체는 순식간에 위를 빠져나가 소장에 이르러 흡수되기 때문에 단숨에 혈당치를 올린다.

건강한 사람의 혈당치는 공복일 때 80-90밀리그램 퍼 데시리터(mg/dl, 이하 단위 생략) 전후다. 여기에 밥이나 빵을 포함한 식사를 하면 한 시간 후에 120 정도까지 올라가다 이윽고 천천히 내려간다. 이렇게 완만한 곡선을 그리면 괜찮지만 액체로 다량의 탄수화물을 섭취하면 큰일이 벌어진다.

액체 상태의 탄수화물은 입에 들어가자마자 혈당치를 올리기 시작해 30분 후에는 정점에 다다른다. 캔커피 하나를 마시면 당뇨병이 없는 건강한 사람도 30분 후에는 혈당치가 140 정도까지 치솟는다. 이것을 '혈당 스파이크'라고 한다. 혈당 스파이크가 일어나면 이번에는 롤러코스터처럼 단숨에 하강해 혈당치가 극도로 낮은 상태가 되고 만다.

이때 몸속에서 일련의 변화가 일어난다. 혈당치가 급격하게 올라가면 세로토닌이나 도파민 같은 뇌내물질이 분비되어 기분이 들뜬다. 바로 이런 이유로 '업무 시작 전에 정신을 차리려면 커피

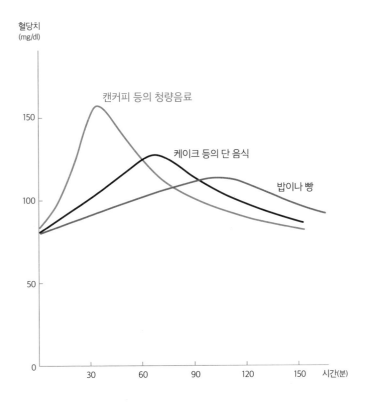

그림 0-3 **혈당치의 변화**

혈당치
(mg/dl)

캔커피 등의 청량음료

케이크 등의 단 음식

밥이나 빵

150

100

50

0

30   60   90   120   150   시간(분)

를 마셔야 한다'라는 오해가 생긴 것이다. 이렇게 만족도가 최대치에 이르러 기분이 들뜨는 지점을 '지복점(bliss point)'이라 한다.

한편으로 혈당치가 급격히 올라간 것을 알아차린 몸은 그것을 낮추기 위해 췌장에서 다량의 인슐린을 분비하게 되고 그 결과 혈당치가 급격하게 떨어진다. 혈당치가 크게 떨어지면 들뜬 기분이 단숨에 가라앉으면서 초조해지거나 토기나 졸음이 느껴지는 등 불쾌한 증상이 나타난다.

그러면 다시 그 들뜬 기분을 느끼고 싶다는 듯이 혈당치를 올리는 탄수화물을 원하게 되어 같은 과정을 반복하게 된다. 이것은 '탄수화물 중독'이라는, 뇌가 이상한 상태에 빠지는 매우 심각한 증상이다. 그러나 정작 중독에 빠진 당사자 자신은 그런 사실을 전혀 자각하지 못한다.

사실 청량음료 등을 만드는 업체는 인간의 지복점을 면밀히 계산해 제품을 설계한다. 바꿔 말하면 이들은 탄수화물 중독 환자를 늘림으로써 이익을 얻고 있다. 지적인 직장인이라면 그들의 꾐에 넘어가서는 안 된다.

무엇이 성과를 떨어뜨릴까
많은 사람이 사실은 저혈당 상태

혈당치의 급격한 변화는 탄수화물 중독을 불러일으킬 뿐 아니라 하루의 업무 성과도 눈에 띄게 떨어뜨린다. 저혈당 증상을 나타낸 그림 0-4를 보면, 혈당치가 70을 밑돌면 도무지 일에 집중할 수 없는 상태가 되며 거기서 더 내려가면 크게 불쾌

그림 0-4 **저혈당 증상**

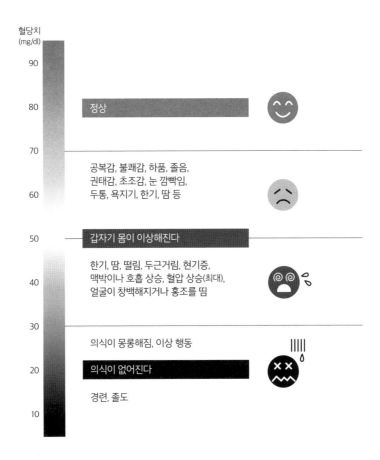

혈당치
(mg/dl)

- 90
- 80 　정상 🙂
- 70
- 60 　공복감, 불쾌감, 하품, 졸음, 권태감, 초조감, 눈 깜빡임, 두통, 욕지기, 한기, 땀 등 🙁
- 50 　갑자기 몸이 이상해진다
- 40 　한기, 땀, 떨림, 두근거림, 현기증, 맥박이나 호흡 상승, 혈압 상승(최대), 얼굴이 창백해지거나 홍조를 띰
- 30
- 　의식이 몽롱해짐, 이상 행동
- 20 　의식이 없어진다
- 　경련, 졸도
- 10

출처: 의료기기 업체 아크레이의 팸플릿[미나미 마사에 내과 클리닉 원장 미나미 마사에(南昌江) 감수]

감을 느끼게 된다는 것을 알 수 있다.

하지만 건강 검진에서는 공복 혈당치나 헤모글로빈 A1c 수치를 측정할 뿐 혈당치의 하루 동안의 변화를 조사하지는 않는다. 이런 이유로 대부분의 사람들은 자기 몸속에서 혈당 스파이크가 일어났다는 것을 알아차리지 못하는 경우가 많다. 어쩌면 당신도 그중 한 사람일지도 모른다.

건강 검진에서 공복 혈당치나 헤모글로빈 A1c 수치에 이상이 발견되면 실제로 당뇨병인지 아닌지 확인하기 위해 '당부하 검사 (Glucose Tolerance Test)'를 받게 된다. 당부하 검사란 공복 상태에서 75그램의 포도당을 녹인 액체를 마시고 그 후 120분까지 혈당치가 어떻게 변화하는지 조사하는 검사다. 실제로 당뇨병인지 아닌지 판단하는 기준은 그림 0-5을 보면 알 수 있다.

이 검사는 포도당 액체를 마시고 120분까지만 측정하므로 그 후에는 혈당치가 어떻게 되는지 환자도 의사도 알 수 없다. 그런데 포도당 액체를 마시고 300분(5시간) 후까지 측정하는 실험이 가고시마현의 이마무라병원 분원 등지에서 이루어졌다. 이 실험의 피험자는 5시간 넘게 갇혀 열한 번이나 채혈을 받았는데 26명의 자원봉사자가 실험에 참여했다. 실험 결과는 우리에게 매우 중요한 사실을 보여주었다.

건강한 피험자 중 150분, 180분이 지나고 나서 저혈당 상태에 빠지는 사람이 많이 나타난 것이다. 그림 0-6, 0-7을 보면 알 수

그림 0-5 **당뇨병 판정 기준**

당뇨병 판정 기준(정맥혈 혈장의 혈당치)

	정상	당뇨병
0분	100 미만	126 이상
120분	140 미만	200 이상
	양쪽을 충족하면 정상형	어느 한쪽을 충족하면 당뇨병

정상에도 당뇨병에도 속하지 않으면 경계형

주의: 60분 후의 혈당치가 180 이상일 때에는 당뇨병으로 악화되기 쉬우므로 경계형에 준한다

당부하 검사의 정상치

	혈당치(mg/dl)	인슐린 수치(μU/ml)
0분	84	10
30분	139	57
60분	123	51
90분	110	43
120분	103	40

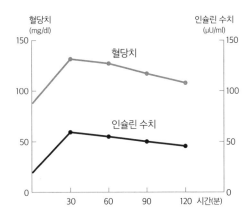

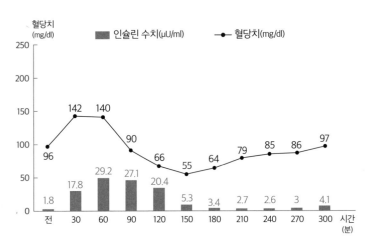

그림 0-6 피험자① (20대 남성)

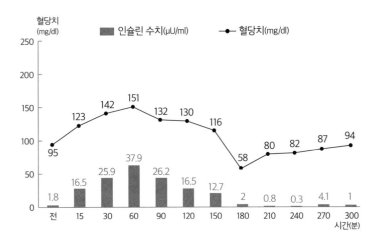

그림 0-7 피험자② (40대 남성)

출처: 오사메 미쓰히로(納光弘), 〈환자 입장에서의 당뇨병 임상 연구〉 홈페이지

있듯이 20대 남성은 150분 후에 혈당치가 55, 40대 남성은 180분 후에 혈당치가 58이라는 저혈당 상태를 보였다. 몸에 불쾌한 증상이 나타나는 수치다.

평소 건강 검진에서는 어떤 이상도 발견된 바 없고, 일반적인 당부하 검사로는 밝혀지지 않았지만 사실은 이렇게 위험한 혈당치의 변화에 노출되어 있는 사람이 많다. 원인은 평소에 '보이지 않는 설탕'을 과식하는 생활에 있으며, 현대의 직장인 다수가 동일한 환경에 놓여 있다.

만성 피로, 졸음, 초조감의 원인
건강한 사람이 불쾌감에 빠지는 구조

건강한 사람은 혈당치가 오르면 그것을 낮추기 위해 췌장에서 인슐린이 분비된다. 인슐린이 분비됨으로써 혈당치가 억제되어 당뇨병에 걸리지 않게 되는 것이다. 그림 0-5에서 보듯이 혈당치와 분비되는 인슐린의 양은 본래 평행을 이룬다. 그러나 앞서 소개한 가고시마현의 실험에서는 혈당치와 인슐린 양이 평행을 이루지 못하는 '건강한 사람'이 많다는 사실이 밝혀졌다.

끊임없이 캔커피 같은 탄수화물을 섭취하면 인슐린의 분비가 늦어지기 쉽다. 정상인이라면 액체 탄수화물을 섭취했을 때 신속하게 약 30분 후에 인슐린이 나온다. 하지만 캔커피 같은 음식을 계속 섭취하면 췌장이 약해져 좀처럼 인슐린이 나오지 않게 되고 그러는 동안 혈당치는 쭉쭉 올라간다. 그렇게 치솟은 혈당치에 반응하여 다량의 인슐린이 뒤늦게 나오는 바람에 이번에는 혈당치가 지나치게 떨어지고 만다.

인슐린을 분비하는 기관은 췌장이지만 그 지령을 내리는 것은 뇌다. 본래 혈당치와 인슐린의 양은 평행 상태를 이루어야 하는데 그렇게 되지 않는 것은 뇌가 이상해졌다는 증거다.

그림 0-8에 나타난 50대 남성의 사례가 그 전형적인 예다. 포도당 액체를 마시고 60분 후에 혈당치가 208로 정점에 다다랐는데도 인슐린은 17.7밖에 나오지 않았고 뒤늦은 120분 후에 68.2나 나왔다. 그에 따라 혈당치는 점점 내려가다 180분 후에 혈당치가 44밖에 안 되는 저혈당 증상을 일으켰다. 이런 증상을 '반응성 저혈당'이라 부른다.

반응성 저혈당은 청량음료 같은 음식을 좋아하는 사람에게서 흔히 나타나는 증상으로 미국에서는 이미 잘 알려진 개념이다. 반응성 저혈당의 증상은 만성적인 피로감을 비롯해 졸음, 불안, 두근거림, 의욕부진, 어지럼증, 욕지기, 두통, 초조감, 눈의 따끔함 등 다양한 형태로 나타난다.

하나같이 금세 주저앉거나 느닷없이 화를 내는 현대인의 모습에 비춰보면 납득할 만한 증상들이다. '요즘 졸음이 마구 쏟아져서

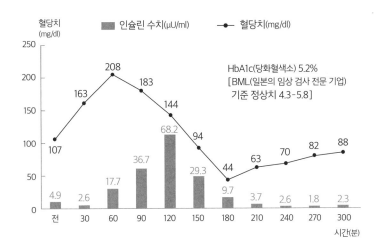

그림 0-8 피험자③ (50대 남성)

출처: 오사메 미쓰히로, 〈환자 입장에서의 당뇨병 임상 연구〉 홈페이지

큰일이야', '도무지 집중할 수가 없어'라며 고민하는 독자에게도 짚이는 데가 있을 것이다.

그러나 일본의 의사들 중에는 '저혈당 증상은 인슐린 주사를 맞고 있는 당뇨병 환자만의 이야기'라고 생각하는 사람도 있다. 그렇기 때문에 좀처럼 저혈당이라는 사실을 알아채지 못하고 우울증이나 자율신경실조증으로 진단을 내릴 때도 많다.

몸을 망치는 청량음료라는 악마
스포츠 음료 때문에 당뇨병에 걸린 소년

이런 사태를 방치하면 어떻게 될까? 캔커피나 청량음료처럼 탄수화물이 듬뿍 든 음료를 마시면 혈당치가 급격히 오르고, 그것을 알아차린 몸이 췌장에서 인슐린을 분비해 혈당치를 내린다는 사실은 이제 알았을 것이다.

하지만 췌장의 노력에도 한계가 있다. 너무 혹사당하다 보면 이내 움직임이 둔해져 당뇨병이 발병한다. 또 췌장이 전혀 기능하지 않아 인슐린이 바닥나면 캔커피만 마셔도 혈당치는 500, 1000으로 쭉쭉 오르게 된다. 혈당치가 800이 넘으면 졸도해서 생명이 위태로워진다. 설령 구급차에 실려 병원으로 옮겨져 목숨을 건졌다 하더라도 평생 중증 당뇨병 환자로 살아가야 할지도 모른다. 더 나아가 심장 질환, 뇌 질환, 암, 치매 같은 중병에 걸릴 확률이 크게 높아진다.

한 40대 여성이 한여름에 탈수 증상을 일으켜 병원으로 이송되었다가 의사로부터 '스포츠 음료를 자주 마시라'는 권유를 받았다. 이후 그 여성은 중학생 아들에게도 동아리 연습 중에 스포츠 음료를 마시라며 매일 1.5에서 2리터쯤 되는 병을 건네주었다. 그런 생활이 1년쯤 이어지던 어느 날, 아들은 운동장에서 쓰러졌고 중증 당뇨병에 걸렸다는 진단을 받았다.

스포츠 음료뿐 아니라 탄수화물이 들어간 청량음료를 벌컥벌컥 마시다 졸도하는 비극이 일본뿐 아니라 전 세계적으로 문제가 되고 있다. 특히 아이들은 이런 음료에 중독되기 쉽다. 10대에 중증 당뇨병에 걸리면 30대가 될 무렵에는 투석을 받아야 할지도 모른다. 반응성 저혈당은 이런 비극의 서막이라는 사실을 명심하기 바란다.

저소득층일수록 탄수화물로 치닫는 이유
대형 마트에서는 왜 피자가 싸게 팔릴까

캔커피나 청량음료를 마시는 사람이 늘었다 하더라도 왜 이렇게까지 혈당치가 주목을 받는 사태에 이르렀을까?

내가 전문의가 되었던 1980년대 초반 일본에서는 성인 100명 중 한 명이 당뇨병 환자였다. 그러던 것이 지금은 당뇨병이 강하게 의심되는 사람의 비율이 남성은 19.5퍼센트, 여성은 9.2퍼센트까지 높아졌다(일본 후생노동성 〈국민건강 및 영양조사〉 2015년도 자료 참조). 거기에 지금까지 말했던 숨은 혈당치 이상 증상을 보이는 사람을 포함하면 그 수는 상당히 높아질 것이다. 이를 단순히 우리 식생활이 서구화되었기 때문이라 치부해서는 안 된다.

식생활의 서구화에도 여러 가지가 있다. 자동차가 보급되어 운동량이 줄고 콜라 같은 청량음료를 마시게 된 것은 틀림없이 당뇨병을 증가시킨 원인이다. 반면에 고기를 많이 먹게 된 것은 이와 무관하다. 예전에는 당뇨병을 '사치병'이라 부르며 맛있는 음식을 배불리 먹는 사람이 걸리는 병으로 여겼다. 하지만 그것은 일본인 대부분이 배부르게 먹지 못하던 시대의 이야기다.

지금은 오히려 빈곤층에서 당뇨병 환자가 늘고 있다.

미국의 슈퍼마켓에 가면 거대한 피자를 열 장씩 세트로 묶어 파는 것을 볼 수 있다. 피자는 영양 균형은 좋지 않지만 저렴하고 손쉽게 배를 채울 수 있어 인기다. 이런 음식을 자주 먹는 사람들이 비만과 당뇨병, 그 밖의 무서운 질병에 걸리는 경우가 늘고 있다. 이는 세계적인 흐름으로 일본에서도 마찬가지다.

전쟁이 끝난 지 얼마 되지 않았을 때는 많은 일본인에게 흰쌀밥을 배부르도록 먹는 것이 꿈이었을 것이다. 가끔 그 꿈을 이뤘다고 해서 당뇨병에 걸리지는 않았다. 하지만 지금은 매일같이 그 꿈을 이룰 수 있다. 대부분의 사람들이 삼시 세끼 흰쌀밥을 가득 담아 먹을 수 있으며 실제로 그렇게 하는 사람도 많다.

그러나 우리의 DNA는 흰쌀밥을 배불리 먹는 것에 익숙하지 않다. 우리 선조는 그날그날 채집한 나무 열매 같은 약간의 식량으로 살아남았다. 그 DNA를 이어받은 우리가 제멋대로 음식을 바꿔버린 것이다. 오늘날 사회가 건강하지 않게 된 원인이 여기에 있다고 나는 생각한다. 생명의 기본인 음식에 쓸데없이 손을 대는 것은 해서는 안 될 무서운 일이다.

　벼농사가 시작되고 나서도 우리 선조는 백미가 아니라 현미를 먹었다. 당시에는 이 세상에 희게 정제한 음식 따위는 없었다. 흰 설탕이나 설탕을 녹였을 뿐인 음료수는 더더욱 없었다. 이런 음식을 만든 것은 산업혁명 이후의 현대인이다. 거기에는 '맛있으니까'라는 이유뿐 아니라 '돈벌이가 되니까'라는 기업 논리가 존재한다는 점을 잊어서는 안 된다.

매일 40술 이상 설탕을 먹고 있다?
시리얼과 요구르트는 건강한 음식일까

　2015년 오스트레일리아에서는 〈댓 슈가 필름(That Sugar Film)〉라는 다큐멘터리 영화가 큰 인기를 얻은 바 있다. 이 영화는 감독인 데이먼 가뮤(Damon Gameau)가 직접 주연을 맡아 기업 논리에 의해 설탕 중독에 빠지는 현대인의 모습을 파헤친 작품이다.

　일본에서도 2016년에 DVD로 발매되었다. 아쉽게도 극장에서 상영되지는 않았는데 틀림없이 기업의 입장이 고려되었을 것이다. 극장에서는 많은 청량음료가 팔리고 있으니 말이다.

　가뮤 감독은 오스트레일리아 사람들이 평균적으로 하루에 40술 이상의 설탕을 섭취하는데, 그 설탕이 도무지 설탕 같지 않은 모습이어서 자기도 모르게 섭취하게 된다는 사실을 알고 스스로 피험자가 되어 실험을 시작했다. 그는 과자나 패스트푸드처럼 확실하게 설탕이 많다고 밝혀진 식품이 아니라 요구르트, 시리얼 등 이른바 '건강식품'으로 알려진 것을 먹음으로써 하루에 40술 이상의 설탕을 섭취했다. 그런 생활을 60일간 계속하면서 심신의 변화를 기록했다.

실험 결과, 혈액 검사에서는 중성지방 수치와 간 수치 등에 큰 변화가 나타났고(물론 나쁜 변화다) 체중은 8.5킬로그램이 증가했다. 게다가 정신적으로도 이상해졌다. 가뮤 감독은 자신의 상태를 이렇게 설명했다.

- 아침에 눈을 뜨면 몸이 몹시 나른하고 설탕이 당긴다.
- 설탕을 섭취하면 뇌가 맛있다고 느낀다. 행복감이 느껴지고 45분쯤 기분이 들뜬다. 아이 같아지기도 한다.
- 그 후 다시 몸이 나른해져 집중력이 떨어지고 초조해진다.
- 다시 설탕이 맹렬하게 먹고 싶어진다.

그야말로 설탕 중독 그 자체다.

식품 회사가 숨기는 불편한 진실
기업 논리에 의해 만들어지고 묵인된다

계속해서 가뮤 감독은 미국으로 건너가, 사람들을 설탕 중독에 빠뜨림으로써 실적을 올리는 기업의 실태를 고발한다. 미국의 한 10대 소년은 설탕이 듬뿍 들어 있는 청량음료를 많이 마신 탓에 치아의 대부분이 없어졌다.

원래 청량음료는 미국에서 옥수수가 지나치게 많이 생산된 것을 계기로 만들어졌다고 한다. 남아도는 옥수수를 버리지 않으려고 시럽으로 만들어 물에 타서 먹게 함으로써 사람들에게 팔아치울 생각을 한 것이다. 당시 그들은 시럽의 양을 얼마나 넣어야 혈당치가 올라 지복점에 이르는지도 면밀히 계산했다. 다시 말해 기업의 이익을 위해 일부러 중독을 만들어낸 것이다.

국가나 지방자치단체가 세금을 많이 내는 기업을 대상으로 진지하게 규제에 나서기란 쉽지 않다. 미국에서는 돈에 팔린 학자가 '비만을 부르는 것은 설탕이 아니라 지방이다'라는 설을 퍼뜨리고 있으며 지금도 그것을 믿는 사람이 전 세계에 존재한다.

2장에서 상세하게 설명하겠지만 탄수화물을 섭취함으로써 혈중 포도당이 과잉에 이르면 중성지방으로 형태가 바뀌어 지방 세포 등에 축적된다. 이것은 생화학을 제대로 배운 사람에게는 당연한 이야기지만 일반인에게는 좀처럼 이해하기 어려운 구조다.

인체의 메커니즘을 따르는 • 045
최강의 식사

그보다는 '지방을 먹었기 때문에 몸에 지방이 쌓이는 것이다'라고 말하는 편이 일반인에게는 더 쉽게 이해될 것이다. 그러나 인간의 몸은 그처럼 단순하지 않아 음식으로 먹은 지방이 그대로 몸에 쌓이지는 않는다. 오히려 지방은 변으로 배출되는 비율이 높다.

서태평양 중부의 나우루섬에 나우루공화국이라는 세계에서 가장 작은 나라가 있다. 예전에는 원주민이 전통적인 생활방식을 지키며 살아가는 섬나라였지만 인광석이라는 자원이 발견되면서부터는 생활이 매우 풍요로워졌고, 1968년에는 오랜 신탁통치에서 벗어나 독립했다.

이 나라 사람들은 인광석 덕분에 일하지 않고 정부가 주는 돈으로 살 수 있게 되었다. 그와 동시에 미국을 비롯한 여러 선진국에서 콜라와 햄버거로 대표되는 '문명의 음식'이 들어왔다.

일하지 않고 콜라와 햄버거 같은 문명의 음식들을 즐겨 먹던 사람들은 순식간에 탄수화물 중독에 빠졌고 국민의 80퍼센트가 비만이라는 세계 최악의 기록을 세우고 말았다. 게다가 어느 순간 인광석이 바닥을 드러내면서 지금은 세계에서 가장 빈곤한 나라 중 하나가 되었다. 비만과 당뇨병이라는 문명병이 넘쳐나는 가난한 나라가 되어버린 것이다.

일본이나 중국, 중동의 여러 나라도 그렇지만 돈이 있는 곳에는 설탕이 반입되게 마련인데, 그럼으로써 이익을 얻는 사람이 생긴다. 일본인은 이제 콜라에는 속지 않을지도 모른다. 그 대신 '건강에 좋다', '기운이 난다', '머리가 맑아진다'와 같은 문구에는 금세 마음을 빼앗긴다. 이런 내용으로 광고하는 제품 중에는 설탕이 듬뿍 든 것이 많다.

탄수화물을 끊지 못하는 이유
탄수화물 중독은 약물 중독과 같다

산에서 조난당한 사람들이 죽음에 이르는 이유는 대개 저체온증 때문이다. 체온을 유지하고 강물이라도 마실 수 있다면 먹을 것이 없어도 한 달 가까이 목숨을 부지할 수 있다. 음식을 먹을 수 없는 상태가 계속되면 간세포 같은 곳에 저장되어 있던 글리코겐이, 그것도 바닥나면 지방 세포의 중성지방을 연소함으로써(정확하게는 지방을 에너지원으로 사용해 일부는 포도당이 되어 혈액 속에 방출된다) 우리는 에너지를 얻고 혈당치를 안정시켜 목숨을 이어갈 수 있다. 바꿔 말하면 우리는 굶주린 상태에서도 살아남을 수 있으며 혈당치가 지나치게 내려가지 않는다.

산악인이 비상식량으로 초콜릿이나 양갱처럼 무게에 비해 탄수화물 함유량이 많은 먹거리를 준비하는 이유는 유사시에는 그런 음식을 먹는 것이 가장 효과적이기 때문이다. 하지만 현대인에게 '유사시'는 좀처럼 찾아오지 않는다. 반면에 우리 선조들은 끊임없이 위기와 맞닥뜨렸다. 선조들은 일상적으로 굶주렸고 언제 죽어도 이상하지 않은 상황에 놓여 있었다.

그런 선조들의 뇌에는 '혈당치를 지나치게 낮추면 안 된다. 기회가 있을 때마다 탄수화물을 섭취하라'라는 지령이 깊이 뿌리박혀 있다. 우리도 그것을 그대로 물려받았다. 채소나 생선을 먹지 못하는 사람은 있어도 밥이나 라면이 싫다고 하는 사람이 없는 것은 그런 이유 때문이다. 즉 살아남기 위해 우리 몸은 '탄수화물을 섭취하도록' 구조화되어 있다. 탄수화물을 먹었을 때 우리는 포상으로 행복감을 느끼게 되어 있다. 탄수화물을 섭취해 혈당치가 올라가면 세로토닌과 도파민이 방출되어 뇌가 쾌락을 얻는다는 사실은 앞서 말한 바 있다.

이런 우리 몸의 구조는 굶주렸던 선조들의 시대에 '혈당치가 너무 떨어져 목숨을 잃지 않도록' 설계된 것이다. 그러나 현대인으로 말할 것 같으면 굶주리지도 않는데 뇌의 쾌락을 위해 탄수화물을 섭취하고 있다. 그야말로 탄수화물 중독이다.

약물 중독 연구의 일인자인 노라 볼코(Nora Volkow) 미국 국립약물남용연구소(National Institute on Drug Abuse) 소장은 연구 주제를 과식이나 비만 문제까지 넓혀 "약물 중독과 과식은 메커니즘이 비슷하다"고 지적한다. 둘 다 뇌가 보수를 얻기 위해 반복하는 중독이라는 이야기다. 의사에게 살을 빼라는 말을 들었는데 라면 가게 간판을 보면 그냥 지나치지 못하는 것도, 달콤한 빵이 없으면 만족하지 못하는 것도 의지가 약해서가 아니라 뇌가 중독되었기 때문이라는 사실을 깨달아야 한다.

그림 0-9는 내가 만든 탄수화물 중독 체크리스트다. 이를 참고하여 자신의 상태를 객관적으로 확인해보기 바란다. 덧붙이자면 이 검사를 실시한 결과 비만인의 75퍼센트가 탄수화물 중독이었다.

호모 사피엔스의 식사는 DNA에 충실했다
타고난 몸의 구조를 재검토하다

우리 병원 환자 중 한 사람은 키우는 고양이에게 매일 달콤한 빵을 주곤 했다. 고양이가 빵을 좋아했기 때문이다. 하지만 얼마 지나지 않아 그 고양이는 당뇨병에 걸려 죽고 말았다.

반려동물인 개나 고양이가 당뇨병에 걸렸다면 그것은 키운 사람의 탓이며 그들로서는 막을 길이 없다. 하지만 인간이라면 스스로 판단해 먹어도 되는 것과 안 되는 것을 가려 먹어야 한다. 그러려면 어쨌든 '본연의 모습'으로 돌아가야 한다.

인간뿐 아니라 고양이와 개 그리고 다른 야생동물까지 최초의 한 마리가 출현한 시점에 이미 완벽한 몸의 구조를 갖추고 있었

그림 0-9 **탄수화물 중독 체크리스트**

다음 질문에 '예', '아니요'로 답하라

1	아침을 제대로 먹었는데도 점심 전에 허기를 느낀다	예 · 아니요
2	정크푸드나 단 음식을 먹기 시작하면 멈추기 어렵다	예 · 아니요
3	식후에도 만족감을 느끼지 못할 때가 있다	예 · 아니요
4	음식을 보거나 냄새를 맡으면 먹고 싶어진다	예 · 아니요
5	배가 고프지 않은데 야식이 먹고 싶어질 때가 있다	예 · 아니요
6	어쩐지 야식이 당긴다	예 · 아니요
7	과식한 다음에는 나른한 느낌이 든다	예 · 아니요
8	점심을 먹고 나면 지치거나 공복감이 느껴진다	예 · 아니요
9	배가 부른데도 계속 먹을 때가 있다	예 · 아니요
10	다이어트를 해서 요요 현상이 일어난 적이 있다	예 · 아니요

'예'라고 답한 것은 몇 개인가?

0~2개 ··· 중독은 아니다

3~4개 ··· 가벼운 중독

5~7개 ··· 중간 수준의 중독

8~10개 ··· 심한 중독

다. 뇌가 공복감이나 만복감을 느끼는 방식, 소화와 흡수와 대사가 이루어지는 구조 등이 처음부터 완성되어 있었고 그 상태 그대로 살아가면 되게끔 설계되어 있었다.

아프리카에서 호모 사피엔스가 탄생한 것은 지금으로부터 약 20만 년 전의 일이다. 그때부터 인간은 지구촌 이곳저곳으로 살 곳을 찾아 이동했다. 일부가 동아시아로 진출했고 이윽고 일본 열도에도 인류가 살게 된 것으로 보인다.

구석기시대를 거쳐 신석기시대(일본에서는 '조몬 시대'라고 한다. - 옮긴이)를 맞이하면서 일본 열도에 있던 사람들은 한곳에 정착하게 된다. 물고기를 낚고 멧돼지나 사슴, 반달곰 같은 동물을 사냥하기도 했지만 대부분은 도토리, 칠엽수 열매, 밤, 호두 같은 견과류를 저장해두었다가 토기에 담아 익혀 먹었던 것으로 보인다. 고사리나 고비 같은 산나물도 먹었을 것이고 바닷가에 살았다면 해조류도 먹었을 것이다.

이런 야생의 먹거리에는 양질의 단백질과 비타민, 미네랄이 풍부하게 들어 있어 살아가는 데 필요한 영양분은 확보되었을 것이다. 당시에는 현대보다 훨씬 환경이 가혹했지만 그 안에서 살아남은 선조들의 식생활은 인류의 타고난 DNA에 매우 적합한 것이었다는 이야기다.

우리의 DNA에 맞는 식사란
신석기인에게 배우는 이상적인 식생활

사자나 치타 같은 동물은 재빠르게 달리는 능력이 있어 먹이를 사냥할 수 있다. 원숭이는 몸집은 작지만 이 나무에서 저 나무로 옮겨 다니면서 과일을 딸 수 있다. 이처럼 온갖 동물은 그 종에 적합한 운동 능력을 지녔고 그 능력을 이용해 먹이를 얻어왔다.

인류가 다른 동물과 크게 다른 점은 뇌가 발달했다는 것이다. 유일하게 인류만이 발달한 뇌 덕분에 농업을 할 수 있었다. 시기상의 차이는 있지만 지구촌 곳곳에서 인류는 농업을 시작하고 쌀, 보리, 옥수수, 감자 따위를 재배함으로써 식량을 확보할 수 있었다.

어느 지역이든 농업이 발전하면 인구가 급증하기 마련이다. 게다가 뇌가 발달했기 때문에 인류는 지금처럼 인구를 늘릴 수 있었다. 한편으로 인류가 탄생했을 때는 농업이 존재하지 않았을 것이므로 원래 인체에 편성된 DNA 구조에 어울리지 않는 식생활을 시작했다고도 할 수 있다.

흔히 일본은 벼농사 문화권이라 말하지만 본격적으로 벼농사가 시작된 것은 청동기시대(일본에서는 '야요이 시대'라고 한다. – 옮긴이)에 이르러서였다. 대륙에서 건너온 사람들에 의해 논농사 기술이 전수되고부터다. 그때까지 줄곧 일본 열도에서 살던 신석기인은 수렵과 채집으로 음식을 얻었다. 일본의 신석기시대는 1만 2000년이라는 긴 세월에 걸쳐 이어졌으니 쇼와 시대(1926. 1. 25.- 1989. 1. 7.)나 헤이세이 시대(1989. 1. 8.- 현재, 2019년 4월 30일로 막을 내리고 새 일왕의 즉위에 맞춰 새로운 연호가 사용될 예정이다. - 옮긴이)와는 비교가 되지 않는다.

일본인의 뿌리에 대해서는 예로부터 열도에 살았던 신석기인인 조몬인과 대륙에서 온 사람들의 피가 섞여 현대의 일본인이 되었다는 설이 유력하다. 그러나 일본 국립과학박물관에 소속된 인류학자 가나자와 히데아키(神澤秀明)의 연구에 따르면 현대 일본인은 조몬인의 DNA를 더 뚜렷하게 이어받았다.

이런 사실로 미루어볼 때 일본인은 본래 1만 4000년 전의 신석기인처럼 살아가도록 만들어졌다고 할 수 있다. 그러나 특히 최근 100년 사이에 일본인은 제멋대로 식생활을 바꾸려 했으며 그 결과 다양한 질병에 걸리게 된 것이 아닐까.

최근 탄수화물 제한에 대한 인식이 널리 퍼지고 있는데 개중에는 잘 알지도 못하면서 틀린 이야기를 퍼뜨리는 전문가도 있다. '탄수화물 제한은 몸에 좋지 않다', '일본인에게는 맞지 않다'라는 주장도 있다. 이 책의 목적은 이런 사람들의 주장을 논파하는 데 있지 않다. 하지만 나는 생화학을 배우고 과학적 근거를 제시하는 논문을 읽고, 숱한 당뇨병 환자를 진료한 경험을 바탕으로 이 책을 통해 자신 있게 올바른 식사법을 제안하고자 한다. 그 점만큼은 확실하게 밝혀두고 싶다.

질병의 근원에는 설탕이 있다
옛날에는 왜 성인병이 없었을까

인간의 뇌가 매우 영리한 것은 확실하지만 한편으로 매우 어리석은 잘못을 범하기도 한다. 야생동물은 배가 부르면 사냥감이 지나가도 잡아먹지 않는다. 그러나 인간의 뇌는 먹을 필요가 없는 것도 먹고 싶다고 지령을 내리며, 그렇게 어긋난 지령을 계속 내리다 결국 중독에 빠진다. 뇌의 발달로 번영을 누려온 인류는 어쩌면 뇌가 발달한 탓에 멸망에 이를지도 모른다.

일본인의 당뇨병에 관한 기록으로 가장 오래된 것이 헤이안 시대(8세기-12세기)의 권력자 후지와라노 미치나가(藤原道長)가 남긴 일기다. 미치나가는 목이 곧잘 마르고 시력이 떨어져 고민했다고 하니 분명 당뇨병이었을 것이다.

이것은 미치나가가 탄수화물을 많이 먹을 수 있는 특권계급이었기 때문이며 당시 일반인에게는 당뇨병 같은 병이 없었다. 일본에서 일반인이 당뇨병에 걸리게 된 것은 전후 20년쯤 지나고부터다. 경제가 급성장해 많은 사람이 쌀이나 면류, 설탕이 든 과자나 음료수를 원하는 만큼 먹을 수 있게 되면서 당뇨병에 걸리는 사람도 늘어났다.

현대만큼 30대, 40대 남성 중 비만인 사람이 많은 시대는 없을 것이다. 전후 70년이라 하면 매우 길게 느껴질 수 있지만 1만 2000년 동안 이어진 신석기시대와 비교하면 그야말로 한순간이다. 그동안 일본인이 어떤 터무니없는 짓을 저지른 것일 수 있다.

요즘 '생활습관병'이라 불리는 성인병은 말하자면 '문명병'이다. 생활 습관에는 운동이나 수면 등 다양한 요소가 있지만 식생활의 변화가 우리 현대인을 괴롭히는 질병을 만들어낸 것이다. 비만, 당뇨, 고혈압, 암, 뇌졸중, 심근경색, 동맥경화, 이상지혈, 우울증, 천식, 알레르기, 아토피, 궤양성대장증후군······. 이런 질병은 모두 문명적인 식사에 의해 생겨났다고 해도 과언이 아니다.

신장병 전문 연구자인 콜로라도대학 덴버캠퍼스의 리처드 존슨(Richard Johnson) 박사는 《내셔널지오그래픽》에서 이렇게 말했다.

"질병을 연구하고 그 근본 원인을 추적하면 거기에는 어김없이 설탕이 있다."
"미국인의 비만은 왜 갈수록 가속되는가. 그중 한 요인은 설탕이라 생각한다."

일찍이 미국에서는 당뇨병이나 심장병의 증가는 육류 같은 기름진 음식을 많이 먹기 때문이라 생각했다. 이런 이유로 사람들은 섭취하는 지방의 양을 줄였지만 변함없이 비만인 사람이 늘고 있다. 청량음료, 피자, 햄버거 같은 음식을 통해 탄수화물을 지나치게 많이 섭취하기 때문이다. 일본에서도 이와 같은 일이 벌어지고 있다.

36년간 조사해 발견한 장수의 비결
곤도 박사의 실험과 최신 연구의 공통점

지금으로부터 약 46년 전인 1972년에 도호쿠대학 명예교수를 역임한 의학박사 곤도 쇼지(近藤正二)는 『일본의 장수 마을 단명 마을(日本の長壽村·短命村)』이라는 책을 출간했다. 곤도 박사는 1935년부터 36년 동안 일본 전역을 돌아다니며 장수하는 사람이 많은 마을, 반대로 단명하는 사람이 많은 마을을 탐방하고 그 생활양식을 조사했다.

그가 이 조사를 시작했을 무렵 '단명의 원인은 술이 아닐까?', '중노동이 더 나쁜 거야'와 같은 속설이 널리 퍼져 있었다. 곤도 박사는 그런 속설이 옳은 것인지 실제로 확인해보기로 마음먹고 20킬로그램이 넘는 배낭을 짊어지고 때로는 험한 산을 올라 산간벽지까지 찾아갔고, 길게는 한 지역에서 두 달 넘게 머무르며 모두 합해 990개의 마을을 조사했다.

그 결과를 종합해 일본인이 건강하게 오래 살려면 어떻게 해야 하는지를 한 권의 책으로 묶어 세상에 내놓았다. 내가 지금도 가지고 있는 『일본의 장수 마을 단명 마을』은 표지가 누렇게 바랬지만 내용은 조금도 빛이 바래지 않았다. 오히려 현대를 살아가는 우리에게 매우 중요한 시사점을 준다.

내 나름대로 곤도 박사의 연구 결과를 정리해봤다.

- 건강, 장수의 핵심은 식생활이다.
- 술을 마신다고 일찍 죽지는 않는다.
- 중노동을 하는 사람일수록 오래 산다.
- 밥을 많이 먹으면 일찍 죽는다.
- 생선만 먹고 채소를 적게 먹는 사람들은 일찍 죽는다.
- 콩 제품을 많이 먹는 사람들은 오래 산다.
- 채소를 많이 먹는 사람들은 오래 산다.
- 과일을 많이 먹는 사람들은 일찍 죽는다.
- 해조류를 많이 먹는 사람들이 오래 산다.
- 육류를 많이 먹는 사람들은 일찍 죽는다.
- 염분을 많이 섭취하는 사람들은 일찍 죽는다.
- 천천히 즐기면서 먹는 것이 중요하다.

그 밖에도 여러 가지가 있지만 장수냐 단명이냐를 결정하는 요인은 식생활과 밀접하게 관련되어 있다.

물론 산간 마을과 바닷가 마을은 사람들이 먹는 것도 다르다. 그 시대에는 유통 시스템이 잘 갖춰져 있지 않았기 때문에 산간벽지 사람이 해조류를 먹는 것은 힘든 일이었다. 그 대신 나무 열매나 산나물, 버섯류는 풍성했을 것이다. 실제로 산간벽지에나 바닷가에는 각각 장수 마을과 단명 마을이 모두 존재했다.

다만 어느 쪽에서도 공통적으로 지적되는 것이 '채소를 많이 먹으면 오래 산다', '밥을 많이 먹으면 일찍 죽는다', '육류나 생선 같은 동물성 단백질은 적당히 섭취하고 콩의 식물성 단백질은 적극적으로 섭취하는 것이 좋다'라는 점이다. 그야말로 내가 이 책에서 제안하는 식생활 그 자체이자 신석기인의 식생활과도 비슷하다.

이 조사가 이루어졌을 무렵 일본인의 염분 섭취율은 지금보다 훨씬 높고 뇌졸중이 사망 원인 중 1위였다. 짠 채소절임이나 된장국에 흰쌀밥을 잔뜩 먹는 사람들이 모여 사는 마을이 일본 각지에 존재하며 그런 마을에서는 많은 사람이 단명했다는 사실이 곤도 박사의 조사 결과 밝혀졌다.

당시 염분을 지나치게 섭취하면 해롭다는 사실은 알아도 밥의 탄수화물이 문제라고 생각하는 연구자는 거의 없었다. 그러나 적어도 곤도 박사는 직접 조사한 결과 '밥을 많이 먹는 사람들은 단명했다'라는 사실을 발견했다.

일식이 꼭 건강식은 아니다
'건강에 좋다'가 자의적으로 해석된다

　　오늘날 전 세계적으로 일식이 주목을 받고 있다. 맛있을 뿐 아니라 건강에 좋다는 인식이 확산된 것이 주된 이유다. 여기서 말하는 것은 '일식'이라기보다 '일본인이 만드는 식사'라고 생각하는 편이 정확하다고 할 수 있다. 외국의 수상쩍은 일식 레스토랑에서 내놓는 거대한 초밥이나 프리터(fritter, 밀가루 반죽에 고기, 해산물, 과일, 채소 등을 넣어 튀겨내는 요리 - 옮긴이)처럼 두툼한 반죽을 입힌 튀김은 도저히 건강에 좋다고 볼 수 없다.

　　말 나온 김에 덧붙이자면 '일식=건강에 좋다'라는 인식 자체가 잘못되었다. 이를테면 출장지 호텔에서 아침을 먹을 때를 생각해보자. 일식 정식은 밥과 된장국, 구운 생선, 달걀말이, 채소절임이다. 양식 정식은 빵과 주스, 햄에그, 샐러드, 요구르트가 나온다. 이 두 가지 중 하나를 고른다면 아무래도 일식 정식이 불리하다. 밥과 빵, 주스와 달걀말이에 쓰인 설탕을 생각하면 탄수화물양은 엇비슷해 보인다. 하지만 일식 정식에는 염분이 압도적으로 많이 쓰인다. 앞서 소개한 곤도 박사의 연구 결과를 보더라도 채소절임 같은 짭짤한 반찬에 밥을 많이 먹는 지역에서는 사람들이 단명했다는 사실이 밝혀졌다.

　　일식에도 여러 가지가 있다. 일식이라는 말을 듣고 떠올린 음식이 회나 샤부샤부 혹은 미역 초무침이었다면 확실히 건강에 좋은 음식이다. 하지만 밥과 된장국에 채소절임이라면 도저히 건강에 좋은 음식이라 할 수 없다. 일본인에게 정말로 건강에 좋은 일식이란 조몬인, 다시 말해 신석기인이 먹었을 법한 음식이다.

식사는 건강 격차를 이겨내는 최강의 무기
의학적으로 올바른 지식으로 생명을 지킨다

현대를 살아가는 우리는 신석기인이 갖고 있었던 DNA를 고스란히 이어받았다. 소화, 흡수 시스템도 그것을 조절하는 뇌의 시스템도 조금도 바뀌지 않았다. 그런 의미에서 본래대로라면 신석기시대에 없었던 음식을 입에 넣어서는 안 된다.

신석기시대에도 자연에서 자라는 메밀 같은 곡류를 먹었다고 하므로 쌀이나 보리 같은 곡류 자체는 우리 몸의 소화, 흡수 시스템에 알맞다. 다만 당시에는 정제한 곡류도 없었거니와 곡류를 다량으로 먹는 습관도 없었을 것이다. 흰 설탕 따위는 아예 존재하지도 않았다. 흰 설탕을 녹인 액체를 마시는 것은 신석기인에게는 있을 수 없는 일이었고, 그 DNA를 이어받은 현대인에게도 있을 수 없는 일이다.

식량을 확보하느라 고생했던 신석기시대 사람들은 먹는 것과 관련된 작업에 하루의 대부분을 할애해야 했을 것이다. 그렇다고 현대인도 그들과 똑같이 해야 한다는 말은 아니다. 나 역시 일이 바빠서 점심시간을 느긋하게 보내기 어려운 상황이다. 다만 바쁜 현대인의 사정을 역으로 이용해 활개 치는 비즈니스가 있다는 사실을 잊지 말아야 한다.

'시간 없는 직장인을 위해서'라며 권하는 영양 음료나 스포츠 음료도 신석기인의 DNA를 이어받은 현대인의 몸에는 적합하지 않다. 단백질 보충제니 아미노산 보충제니 하며 파는 분말도 마찬가지다. 이런 있을 수 없는 음식이 들어왔을 때 우리 몸에서는 어떤 일이 일어날까.

'한 병으로 하루치 채소를 먹을 수 있다'라는 주스에는 정작 중요한 식이섬유가 부족하다. 게다가 맛을 조절하기 위해 채소 외에 과일 등 쓸데없는 당분도 들어 있다. 하루치 채소는 하루 동안 제대로 먹으면 그만 아닐까. 손쉬운 건강법을 찾다가 손쉽게 건강을 해치고 마는 모든 직장인이여, 부디 명심하기 바란다. 진짜배기 건강이 그렇게 손쉽게 내 것이 될까? 어떤 일도 그처럼 간단히 해치우기는 어렵다. 인생과 일에서 성공을 거두는 데 가장 중요한 건강은 식사를 제대로 관리하는 사람만이 손에 넣을 수 있다.

건강 격차를 극복하는 데 식사는 '최강의 교양'이다. 이 책으로 올바른 지식을 익혀 부디 생명을 지키는 무기로 삼기 바란다.

The Ultimate Guide to
Developing Healthy Eating Habits

1

의학적으로 올바른
식사법 20

건강 상류층이 알아야 할 식사의 새로운 상식

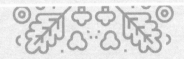

20만 명 이상의 임상 경험과 최신 의학 자료로 찾아낸 추천 식사법.
현대 의학의 관점에서 올바르다고 할 수 있는
'10가지 새로운 상식'과 '10가지 몸에 좋은 음식'이란?

의학적으로 올바른 식사

식사의 정답이란

근거 없는 속설, 자신에게만 맞는 자기만족적인 건강법, 인체 메커니즘을 무시한 영양사의 조언, 자료를 제멋대로 꿰맞춘 근거 없는 식사법……. 세간에 유행하는 거짓투성이 식사법에서 벗어나 우리가 알아야 할 올바른 식사법이란?

의학은 나날이 진보하고 있고 어제까지 '좋다'던 것이 오늘 '나쁘다'고 바뀌는 경우가 비일비재하다. 그런 상황에서 가장 지적인 태도는 인체의 메커니즘을 바탕으로 냉철하게 최신의 올바른 정보를 얻는 것임은 두말할 나위 없다. 속설이나 비과학적인 건강법에 휘둘려서는 안 된다.

나는 나날이 갱신되며 전 세계에서 발표되는 의학 논문을 원어로 읽는 것을 하루 일과로 삼고 있다. 일본어로 번역되기를 하염없이 기다리지 않는다. 환자를 위해 가장 새롭고 정확한 의학 지식을 얻는 것이 의사의 책무라고 생각하기 때문이다.

- 칼로리와 비만은 무관하다.
- 콜레스테롤 수치는 식사로 바뀌지 않는다.
- 단백질 보충제와 아미노산 보충제가 신장을 망친다.

이번 장에서는 위와 같이 최신 의학에 근거한 '새로운 상식'과 '몸에 좋은 먹거리'에 관한 내용을 항목별로 정리한다. 각 항목에 관한 근거는 2장부터 5장에서 설명할 것이므로 이를 참조하기 바란다. 시간이 없다면 이번 장에 소개하는 내용만이라도 숙지하고 행동으로 옮기기 바란다. 그것만으로도 틀림없이 건강이 좋아질 것이다.

새로운 상식 1 ○ 탄수화물이 살찌는 주된 원인
살찌는 원인은 육류도 지질도 아니다

무제한으로 먹을 수 있는 스테이크와 한 그릇의 메밀국수. 의사에게 살을 빼야 한다는 주의를 들은 사람은 고기를 배부르게 먹고 싶다고 생각하면서도 점심으로 후자를 고른다. 하지만 이는 잘못된 선택이다. 메밀국수 한 그릇을 먹고 배고픔을 참아도 체중은 줄지 않는다.

한편 스테이크를 선택해 고기와 샐러드를 배부르도록 먹은 사람은 살이 찌기보다는 오히려 빠진다. 살이 찌는 주된 원인은 '탄수화물'이다. 기름을 듬뿍 써서 조리한 육류나 생선은 먹어도 살이 찌지 않는데 밥을 먹으면 쉽게 살이 찐다. 앞서 언급한 것처럼 밥을 많이 먹는 사람들이 단명했다는 곤도 쇼지 박사의 조사 결과도 있다.

설탕이 들어간 과자나 청량음료는 물론 밥, 빵, 면류에서 섭취하는 탄수화물을 어떻게 줄일 것인가. 이것이야말로 비만과 온갖질병을 막기 위한 핵심 과제다.

새로운 상식 2 ○ 칼로리와 비만은 무관하다

칼로리를 줄여도 살은 안 빠진다

흔히 비만의 기미가 보이는 사람에게는 칼로리를 제한하라고 한다. 하지만 식사량을 줄이며 칼로리를 제한하더라도 허기에 시달릴 뿐 큰 효과를 기대하기 어렵다. 비만은 혈당치가 올라감으로써 일어나는 현상이며 혈당치를 올리는 탄수화물을 삼가면 자연스럽게 살이 빠진다. 이것이 비만의 진실이다.

이른바 '칼로리 설'을 주장하는 영양사는 소비 칼로리보다 섭취 칼로리를 줄이면 살이 빠진다고 하지만 우리 몸은 그렇게 단순하지 않다. 만약 그것이 진실이라면 애주가는 모두 뚱보가 되었을 것이다. 알코올은 하나같이 고칼로리니까.

매일 위스키를 반병씩 마시는데도 마른 사람이 당신의 주변에도 있을 것이다. 반병이면 800킬로칼로리는 족히 되는데도 살이 찌지 않는 이유는 위스키에는 탄수화물이 거의 들어 있지 않기 때문이다. 한편 감자를 먹으면서 맥주를 벌컥벌컥 마시는 독일인이 살이 찌는 까닭은 감자에도 맥주에도 탄수화물이 많기 때문이다. 다시 말해 다이어트에 칼로리를 들먹거리는 것은 터무니없는 난센스다.

새로운 상식 3 ○ 지방은 먹어도 살찌지 않는다
먹어도 몸속에 그대로 남아 있지 않는다

비만과 칼로리를 연관 짓고 싶어 하는 사람들에게 지방은 그야말로 필요악이다. 그들은 기름을 쓴 요리나 지방이 많은 육류와 생선을 먹으면 살이 찐다고 믿는다. 왜냐하면 지방은 칼로리가 높기 때문이다. 하지만 비만의 원인은 혈당치를 올리는 탄수화물이다. 애초에 지방을 먹었다고 해서 그것이 그대로 몸의 지방이 될 리 없다. 먹은 것은 소화, 흡수 과정을 거쳐 분해, 합성되어 새로운 물질로 변화한다. 그렇기에 탄수화물이 몸속에서 지방으로 바뀌는 것이다.

게다가 지방은 과식하면 변으로 배출되어 의외로 몸속에 남지 않는다. 반면에 탄수화물은 100퍼센트 몸속에 흡수된다. 포도당은 우리 몸이 살아가는 데 필수적인 성분이기 때문에 그런 시스템이 만들어졌을 것이다.

우리 몸속 세포를 덮고 있는 세포막은 지질(생물체 안에 존재하며 물에 녹지 않고 유기 용매에 녹는 유기 화합물을 통틀어 이르는 말로 지방은 지질의 일종이다.－옮긴이)로 만들어져 있어 질 좋은 기름을 섭취하는 것은 매우 중요한 일이다. 쓸데없이 지질을 피하다 보면 도리어 건강을 해치고 만다.

'지방은 살이 찐다'라는 오해는 버리자.

새로운 상식 4 ○ 콜레스테롤 수치는 식사로 바뀌지 않는다

식사로 조절할 수 있는 수치는 10퍼센트

"콜레스테롤 수치가 높으니 달걀이나 육류는 삼가세요."

마흔 가까이 되면 의사에게서 이런 말을 자주 듣게 된다. 특히 여성이라면 폐경과 더불어 콜레스테롤 수치가 올라간다. 콜레스테롤 수치가 높다고 해서 크게 신경 쓸 필요는 없다. 왜냐하면 콜레스테롤은 대부분 간에서 만들어지고 식사에 의한 것은 10퍼센트에 불과하기 때문이다. 즉 식사로 콜레스테롤 수치를 조절하려는 노력은 헛된 일이나 다름없다.

콜레스테롤에도 여러 가지가 있다. 좋은 콜레스테롤(HDL)과 나쁜 콜레스테롤(LDL)이 구별될 뿐 아니라 산화 LDL, AGE화 LDL이 큰 문제라는 사실도 밝혀졌다. 이런 이유로 콜레스테롤에는 다양한 접근이 필요하다. 콜레스테롤 수치가 걱정스럽다면 제대로 검사를 받아야지 식사로 해결하자며 쓸데없이 핏대를 올릴 필요가 없다.

과식은 금물이지만 달걀이나 육류에도 우수한 영양소가 듬뿍 들어 있다. 이상한 제한을 두기보다 제대로 섭취하자.

새로운 상식 5 ○ 단백질 보충제가 신장을 망친다
과도한 섭취는 오히려 역효과

헬스클럽에 가면 단백질 보충제니 아미노산 보충제니 하는 분말을 물에 타서 섭취하는 사람을 자주 볼 수 있다. 특히 남성 중에 그런 사람이 많다. 결과에 집착하는 성향이 강한 남성은 어차피 운동을 할 바에는 근육을 만드는 단백질이나 피로를 없애는 아미노산의 힘을 빌리는 것이 효율적이라 생각한다. 만약 그렇다면 지금 당장 그만두기 바란다. 이런 인공적인 식품에는 자연 식품과는 비교할 수 없을 만큼 많은 단백질이 들어 있다.

단백질에 의해 몸속에서 생성되는 요소질소 같은 독소는 신장에서 여과되어 오줌으로 배출된다. 인공적으로 다량의 단백질을 섭취하면 몸속에서 독소를 여과하다 신장에 무리가 가서 심각한 피해를 입을 수 있다. 단백질을 다량으로 섭취하면 뼈에 나쁜 영향을 미친다는 연구 결과도 있다.

단백질 보충제나 아미노산 보충제 같은 인공적인 식품으로 건강한 몸을 만들겠다는 생각은 큰 착각이다.

새로운 상식 6 ○ 조금씩 자주 먹어야 살찌지 않는다

혈당치를 효과적으로 조절할 수 있다

하루 종일 뭔가를 먹고 있는 사람이 종종 있다. 문득 쳐다보면 늘 입을 움직이고 있어 엄청난 대식가로 보인다. 그렇다고 그들이 모두 살이 쪘는가 하면 그렇지도 않다.

같은 양이면 모아서 한번에 먹기보다 조금씩 자주 먹는 편이 살이 찌지 않는다. 하루 세끼가 이상적이라 하지만 사실은 다섯 끼, 여섯 끼로 나눠 먹는 편이 더 좋다. 중요한 것은 공복에 탄수화물을 왕창 섭취하지 않는 일이다. 배가 고프다고 라면을 곱빼기로 먹는다면 그야말로 최악이다.

공복감이 느껴지면 적절한 양의 식품을 섭취해 혈당치가 지나치게 올라가지 않도록 조절해야 한다. 이것이 바로 지적인 직장인의 식사법이다. 하루 세끼 식사 시간 외에 조금씩 자주 먹는 지식과 기술을 익히자.

새로운 상식 7 ○ 과일도 많이 먹으면 살찐다

과당이기에 더 쉽게 살찐다

　　과일을 건강에 매우 좋은 음식이라 생각하는 사람이 많다. 특히 남성 가운데 과일을 채소와 같은 위치에 두는 사람이 많은데 이런 인식을 바꿔야 할 때다.

　과일에는 확실히 비타민과 미네랄이 풍부하게 들어 있지만 한편으로 탄수화물 덩어리라고도 할 수 있다. 특히 일본의 과일은 당도가 높게 개량되어 있다. 과일에 함유된 것은 포도당이 아니라 과당이다. 여기에 초점을 맞추고 '과당이므로 살이 찌지 않는다'라는 영문 모를 논리를 펼치는 사람도 있으니 난처한 일이다.

　확실히 밝혀두는데 과당이기에 과일은 더욱 살이 찌기 쉽다. 그것은 생화학을 배운 사람이 보면 너무나 명백한 사실이다. 인간의 몸은 에너지원으로서 포도당을 우선적으로 사용한다. 과당은 에너지원이 아니므로 곧바로 지방으로 바뀌어 몸속에 저장된다. 즉 살이 찌기 쉬운 당이다. 과일을 좋아한다면 아침 식사 마지막에 조금만, 천천히 씹어 먹는 것이 좋다. 과일을 주스로 만들어 먹어서는 안 된다. 과일을 많이 넣어 탄수화물이 듬뿍 들어 있는 주스를 아침에 일어나자마자 공복 상태에서 마시는 것은 최악이다.

새로운 상식 8 ○ 지쳤을 때 단것을 먹으면 역효과

일시적 흥분이 피로감을 낳는다

몸이든 머리든 지쳤을 때는 단것을 먹으면 회복된다는 것이 세간의 통념인 모양이다. 그 이유를 물어보면 많은 사람이 '왠지 모르게 그럴 것 같다'라고 말한다. 조금 지식이 있다 싶은 사람은 '혈당치가 올라가니까 피로가 가신다'라고 대답하지만 그것은 큰 착각이다.

탄수화물을 섭취하면 확실히 혈당치가 올라가 일시적으로 행복감을 느낄 수 있다. 이런 이유로 모두가 속고 있지만 탄수화물을 섭취해 급격히 올라간 혈당치는 다시 급격히 떨어져 초조감, 토기, 졸음 등 다양한 몸의 이상을 초래한다.

피로를 떨쳐내기 위해 단것을 먹었건만 도리어 지치고 마는 것이다. 그러면 '피곤하네. 뭐라도 단걸 먹어야겠어' 하며 같은 일을 되풀이하는 사이에 탄수화물 중독이라는 늪에 깊이 빠져든다.

안이하게 단것에 의존하는 것은 매우 위험하다.

새로운 상식 9 ○ 발암성 의심 식품은 먹지 않는다
가공육의 발암성은 이미 입증되었다

최근 건강에 관심 많은 사람들 사이에서 주목받는 코코넛유는 발암성이 있다는 의심을 받고 있다. 다만 코코넛유의 발암성 여부를 증명하기란 좀처럼 쉽지 않다. 암은 식중독과 달리 발암성 물질을 먹는다고 해서 곧바로 나타나는 질병이 아니기 때문이다.

약의 경우에도 발암성이 판명될 때가 있지만, 다름 아닌 약이기 때문에 주의 깊고 신중하게 부작용을 추적함으로써 그 사실이 밝혀진다. 그렇더라도 발매된 지 10년쯤 지나야 알 수 있는 것이 보통이다. 그런 면에서 음식의 발암성에 대해서는 몇십 년에 걸쳐 우리 소비자를 대상으로 장대한 인체 실험이 이루어지고 있는 셈이다.

그처럼 크고 성대한 인체 실험의 결과로 햄, 소시지, 베이컨 같은 가공육에는 발암성이 있다는 사실이 세계보건기구(WHO)의 발표로 밝혀졌다. 그러나 발암성 식품의 판매를 규제하기는커녕 어디까지나 소비자의 선택에 맡겨져 있다. 상황이 이러하니 의심스러운 것은 철저히 피하라고 권하고 싶다. 지금 시점에서 안전하다고 밝혀진 것을 먹자.

새로운 상식 10 ○ 운동은 식후에 바로 하는 것이 좋다
공복 상태에서 운동하면 좋지 않다

탄수화물을 먹으면 혈당치가 올라가지만 식후에 바로 운동을 하면 혈당치 상승을 억제할 수 있다. 이런 이유로 운동은 식후에 바로 하는 것이 효과적이다.

예전에는 식후에는 소화를 위해 느긋하게 쉬는 것이 상식이었다. 그러나 애초에 식후에 느긋하게 쉬어야 할 만큼 한번에 많은 음식을 먹어서는 안 된다. 식사할 때는 혈당치가 크게 상승하지 않도록 배가 70퍼센트 정도 부를 때까지만 먹어야 한다.

한때 공복 상태에서 운동을 하면 지방이 탄다는 말도 떠돌았다. 하지만 공복일 때 운동을 하면 그 후 다시 배가 고픈 상태에서 폭식하게 되어 혈당치가 급격히 상승한다. 혈당치가 상승하면 그만큼 살이 찐다. 공복 상태의 운동은 낡은 생각이 된 지 오래다.

탄수화물을 많이 섭취했을 때는 식후에 바로 운동을 해서 혈당치의 상승을 억제한다면 비만을 확실하게 막을 수 있다. 이 경우 달리기뿐 아니라 실내에서 스쿼트나 스트레칭 같은 간단한 동작을 하는 것만으로도 충분하다.

탄수화물과 함께 먹는다

　　몸에 좋다고 권장했던 음식이 나중에 유해성이 있다고 밝혀지는 일이 종종 있다. 마가린 등 지질이 많은 음식을 두고 그런 일이 자주 벌어진다. 그중 올리브유는 거의 100퍼센트 좋은 음식이라 생각해도 좋다. 빵이나 파스타 같은 탄수화물과 올리브유를 함께 먹으면 혈당치의 상승을 억제할 수 있다.

　　올리브유는 그대로 한 숟가락 먹어도 되고 다양한 요리의 조미료로 사용해도 된다. 다만 그 품질은 따져볼 필요가 있는데 엑스트라 버진 올리브유가 좋다. 올리브유는 원산지에서 배편으로 운반되어 오는 동안 온도 변화에 노출되므로 되도록 믿을 만한 가게에서 파는 신선한 것을 구입한다. 올리브유를 많이 먹는 지중해식 식단은 장수에도 좋다는 연구 결과도 있다.

몸에 좋은 음식 2 ○ 견과류
당뇨, 심장 질환 예방에 좋다

호두, 아몬드, 캐슈너트, 개암, 피스타치오 등의 견과류에는 비타민, 미네랄, 식이섬유, 불포화지방산 등 몸에 좋은 성분이 가득 들어 있다. 당뇨병이나 심장 질환을 비롯해 다양한 질병을 예방해 장수에 기여하는 식품이다. 신석기인도 자주 먹었을 것이므로 견과류를 많이 먹자.

출출할 때를 대비해 견과류를 책상 서랍에 상비해두는 것도 좋다. 요즘은 편의점에서도 쉽게 견과류를 살 수 있다. 다만 소금으로 간한 것들이 많아 과식하면 염분을 과다 섭취하게 되므로 되도록 무염 제품을 고르는 것이 좋다.

원산지 표시에도 주의해야 한다. 견과류는 대부분 아프리카, 인도, 중국 등에서 수입된 것이다. 대충 관리하여 곰팡이가 생기거나 거꾸로 곰팡이를 막으려고 곰팡이 방지제 등 몸에 나쁜 첨가물을 잔뜩 사용하기도 한다. 제품 뒷면에 수입국이 표시되어 있으므로 꼼꼼히 확인해 안전한 것을 먹자.

신뢰할 만한 영양학 학술지《미국임상영양학저널(American Journal of Clinical Nutrition)》에 실린 논문을 비롯해 권위 있는 기관에서 발표된 연구 결과, 와인은 몸에 좋은 음식임이 판명되었다. 맥주나 청주처럼 탄수화물 함유량이 높은 술을 제외하면 애초에 알코올 자체가 몸에 나쁘지 않지만 특히 와인은 그 효능이 뛰어나다.

폴리페놀이 듬뿍 들어 있는 레드와인은 강력한 항산화 작용을 하고 화이트와인은 미네랄 성분의 영향으로 체중 감량 효과가 있다는 사실이 밝혀졌다. 레드든 화이트든 와인은 혈당치를 낮춰준다. 내가 했던 실험에서도 저녁 식사에 와인을 곁들여 마셨더니 이튿날 아침 공복 혈당치가 낮아졌다.

일본인은 체질적으로 알코올에 약한 사람이 많기 때문에 '술은 건강에 좋지 않다'라는 통념이 있는 것 같다. 일본은 1인당 알코올 소비량이 세계 70위 전후다. 종교상의 이유로 술을 마시지 않는 나라가 있다는 점을 고려하면 꽤 낮은 순위다.

열심히 일하고 있다면, 술을 마실 수 있는 체질이라면 와인을 좀 더 즐겨보자.

몸에 좋은 음식 4 ○ 초콜릿
카카오 70퍼센트 이상을 고른다

초콜릿의 원료인 카카오는 폴리페놀 덩어리다. 폴리페놀은 매우 강력한 항산화 작용을 하는 물질이다. 일을 하다 입이 심심할 때 초콜릿을 먹으면 좋다. 전 세계 장수 순위 1위, 2위를 차지한 프랑스의 잔 칼망과 미국의 사라 크노스는 모두 초콜릿을 즐겨 먹었다.

초콜릿이라 해서 다 좋은 것은 아니다. 일본의 과자 가게에서 파는 초콜릿은 카카오의 비율은 낮고 대부분 탄수화물과 지질로 이루어져 있어 비만의 원인이 되고 있다. 요즘은 '카카오 ○퍼센트'라고 아예 카카오의 함유량을 명기한 제품이 늘었다. 그런 것들 중 되도록 카카오 함유량이 높은 제품을 고르자.

내가 환자들에게 권하는 것은 카카오 함유량 70퍼센트 이상인 초콜릿이다. 카카오 함유량이 많을수록 쌉쌀한 맛이 나서 간식으로 제격이다. 최근에는 백화점 지하의 식품 매장 같은 곳에 본격적인 초콜릿 전문점이 진출해 있다. 그런 곳에서 고급 제품을 구해 소량으로 즐기는 것은 어떨까.

건강을 생각할 때 콩은 완벽한 식품이다. 점수를 준다면 100점 만점이다. 우리가 살아가는 데 단백질은 필수인데 그것이 꼭 동물성 단백질일 필요는 없다. 승려가 육류나 생선을 먹지 않고도 건강하게 오래 사는 것은 두부 같은 콩 제품에서 양질의 식물성 단백질을 섭취하기 때문이다.

콩에 많이 함유된 이소플라본은 항산화물질인 폴리페놀과 동일한 작용을 해 유해물질인 AGE(4장에서 자세히 설명하겠다)를 낮춘다는 것은 익히 알려진 사실이다. 통풍의 직접적인 원인이 되는 요산의 상승을 억제하는 효과가 있다는 점도 밝혀졌다.

두부나 낫토 같은 콩 제품은 매일 먹어야 한다. 낫토는 발효라는 단계를 거치므로 더욱 건강에 좋은 식재료다. 우유 대신에 두유를 마시는 것도 권할 만하다. 다만 단맛이 가미되면 탄수화물이 많아지므로 무가당으로 고르는 것이 좋다.

유제품이 '몸에 좋은가 나쁜가'라는 논의가 수년 동안 되풀이되고 있다. 일본인은 우유를 마시면 설사를 하는 유당불내증이 많은 데다 우유가 대장암의 원인이 된다는 설도 있어 다루기 까다로운 식품이다.

그러나 치즈는 건강을 위해 적극적으로 먹어야 할 식품이다. 치즈는 혈당치를 올리지 않고 양질의 단백질을 섭취할 수 있는 식품이므로 일하다 출출할 때 먹을 것을 권한다.

다만 인공적으로 굳힌 가공 치즈(프로세스 치즈. 두 가지 이상의 천연 치즈를 섞고 향신료, 유화제 등을 더해 다시 만든 가공 치즈 - 옮긴이)가 아니라 천연 치즈(내추럴 치즈. 우유 단백질을 효소와 유산균으로 굳혀 숙성시켜 만든 치즈 - 옮긴이)를 고르는 것이 좋다. 이때 염분이 지나치게 많지 않은 제품으로 고른다.

참고로 우유보다 산양유가 몸에 더 좋다는 말도 있으므로 치즈도 산양유로 만든 제품이 좋을 수 있다. 치즈는 사람에 따라 호불호가 갈리지만 와인에 곁들이면 궁합이 더없이 좋다.

몸에 좋은 음식 7 ○ 블루베리

노화 방지에 효과가 있다

과일 중에 가장 권장할 만한 것이 블루베리다. 베리류에는 라즈베리, 크랜베리 등 여러 가지가 있지만 그중 블루베리는 효능이 탁월하다.

블루베리에는 폴리페놀의 일종인 안토시아닌이 풍부하게 들어 있어 노화를 촉진하는 AGE라는 물질을 줄여주는 효과가 있다. 안토시아닌은 시력을 회복해주는 효과로도 유명해 눈의 피로에 시달리는 직장인에게는 그야말로 최고의 식품이다. 블루베리는 비타민이 풍부하고 탄수화물도 그다지 많지 않으므로 안심하고 먹을 수 있다.

블루베리는 요구르트에 섞거나 샐러드에 곁들여 먹으면 좋다. 요즘은 건강보조제로도 많이 나와 있지만 생 블루베리를 날것 그대로 먹는 것이 가장 좋다. 가루나 주스로 만들어진 건강보조제로는 인체의 중요한 기능인 '씹기'를 할 수 없다. 게다가 신석기시대에는 건강보조제 따위는 없었다.

몸에 좋은 음식 8 ○ 커피
갓 내린 커피는 건강식품이다

쓴 커피를 마시면 위가 아프다는 사람도 있어 오랫동안 커피가 몸에 좋은지 여부를 두고 전문가들 사이에서 의견이 분분했다. 그러나 권위 있는 의학 학술지《유럽임상영양학저널(European Journal of Clinical Nutrition)》등의 연구 결과, 커피는 당뇨병 발병을 억제하는 효과가 있다는 사실이 밝혀졌다. 그 구체적인 메커니즘까지 해명되지는 않았지만 권위 있는 연구 자료가 증명해주는 것에는 따르는 편이 좋지 않을까.

일본에서는 커피가 동맥경화를 억제하고 노화를 방지한다는 연구 결과도 있었다. 건강을 생각하는 직장인이라면 바쁜 하루 중에도 여유롭게 커피를 마실 시간을 마련해야 한다.

다만 이것은 어디까지나 '갓 내린 커피를 설탕이나 크림을 넣지 않고' 마실 때의 이야기다. 설탕을 듬뿍 넣지 않고서는 마실 수 없다면 아예 커피를 마시지 않는 편이 낫다. 캔커피 같은 음료는 두말할 필요도 없다. '커피 음료'와 '진짜 커피'는 별개의 식품임을 다시금 강조한다.

식초는 곡물이나 과일 등이 발효되면서 만들어진다.

식초에 혈당치를 낮추는 효과가 있다는 것은 익히 알려진 사실이다. 식품 속 AGE를 낮춰주고 혈압을 떨어뜨린다는 사실도 밝혀졌다. 식초는 그야말로 건강이 신경 쓰이기 시작한 직장인에게 최적의 식재료다. 식초에 들어 있는 구연산과 아미노산은 피로 회복에 빠질 수 없는 물질이므로 더운 여름에는 특히 권장할 만하다.

식초에도 쌀식초, 현미식초, 흑식초, 와인 비니거(vinegar, 서양식초의 하나이며 보리의 엿기름, 사과주, 포도주, 증류 알코올 또는 맥주, 당밀 따위를 발효하여 만든다. - 옮긴이) 등 다양한 종류가 있다. 중요한 것은 천연 양조 식초를 골라야 한다는 점이다. 화학적으로 합성된 합성 식초는 피하는 것이 좋다. 감귤류의 과즙으로 만드는 일식 조미료인 폰즈(ポン酢)는 간장 등의 염분이 더해져 있으며 이름에 식초를 뜻하는 '초(酢)'가 붙었어도 식초와는 전혀 다른 별개의 식품이다.

평소 요리에 식초를 많이 넣을 뿐 아니라 식탁에 상비해두고 조미료로 사용하는 버릇을 들이는 것이 좋다.

몸에 좋은 음식 10 ○ 날것

식재료는 가열하면 변질된다

식품은 조리 방법에 따라 영양이나 독성이 바뀐다. 예를 들어 채소에 열을 가하면 비타민이 줄어든다는 사실은 대부분 알고 있다. 그뿐 아니라 식품을 가열하면 AGE가 늘고 독성이 증가한다.

생선이나 채소 등 기생충 걱정이 없는 먹거리는 열을 가하지 말고 되도록 날로 먹는 것이 좋다. 풍부한 영양소를 고스란히 섭취할 수 있을 뿐만 아니라 AGE를 억제할 수 있다. 이들 먹거리는 가열하더라도 지나치게 고온이 되지 않는 조리법을 선택한다. 예를 들면 튀기는 것보다는 데치는 것이 좋다.

어떤 음식이든 날것으로 먹으려면 그만큼 신선한 것으로 고르기 마련인데, 그런 습관도 건강을 지키는 데 도움이 된다.

The Ultimate Guide to
Developing Healthy Eating Habits

2

살이 빠지는 식사법

탄수화물 제한으로 심신을 단련하다

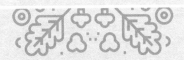

비만은 여러 가지 병의 원인이 되고 심신의 기능을 떨어뜨린다.
체형을 유지하면서 몸을 관리하고
언제까지나 건강할 수 있는 식사법이란?

비만의 메커니즘
왜 살이 찌는가

오랜 세월 비만의 원인으로 지방이 지목되었지만 진짜 범인은 탄수화물이다. 여러 가지 성인병을 일으키는 원인도 탄수화물이라는 사실이 밝혀졌다. 애초에 비만이란 무엇이고 어떻게 나타나는가?

　왜 지방이 아니라 탄수화물을 섭취하면 살이 찌는지 그 메커니즘을 간단히 짚어보자.

　가장 먼저 기억할 점은 지방을 먹어 몸의 지방이 늘어나는 것은 아니라는 사실이다. 우리 몸에서 먹은 것은 소화, 흡수 과정을 거치면서 새로운 물질로 분해, 합성된다. 지방을 먹었다고 해서 그대로 몸의 지방이 되는 것이 아니라 탄수화물을 과잉 섭취해 포도당이 남아돌면 중성지방이 축적되는 것이다. 중성지방은 트라이글리세라이드라고도 불리는데, 쉽게 말해 '다 쓰지 못한 에너지'로 이해하면 된다.

건강 검진에서 측정하는 혈중 중성지방 수치는 비만의 바로미터이며 살이 찐 사람은 하나같이 이 수치가 높게 나온다. 다만 혈중 중성지방은 매우 쉽게 바뀌는 수치이며 검사 전날 먹은 것에 따라서도 크게 좌우된다. 그러므로 중성지방 수치가 높다는 결과가 나왔더라도 그리 두려워할 필요는 없다. 살을 빼면 중성지방 수치는 금방 내려가기 때문이다.

그러면 살을 빼려면 어떻게 해야 할까. 중요한 것은 '혈당치'다. 우리 혈액 속에는 살아가는 데 필요한 포도당이 평소에 어느 정도 존재하므로 혈당치가 일정 수준(70-140)으로 유지된다. 이 수준을 지키지 못하고 혈당치가 지나치게 오르거나 내리면 생명이 위험할 수 있다. 실제로 자신의 혈당치 변화를 전혀 모르다가 어느 날 갑자기 쓰러져 죽는 사람도 있다.

우리 몸이 살아가는 데 필요한 포도당의 원천이 되는 것은 탄수화물이다. 탄수화물에도 여러 가지 종류가 있는데 밥이나 빵, 파스타, 감자류 등은 '다당류', 설탕은 '이당류', 포도당이나 과당은 '단당류'로 분류된다. 이당류는 포도당이나 과당이 두 개 결합된 것이고 다당류는 포도당이 더 많이 결합된 것이다. 음식의 형태로 입을 통해 섭취되는 이런 탄수화물은 전부 소화 효소에 의해 하나하나의 포도당이나 과당으로 분해된다.

밥이든 빵이든 파스타든 감자든 최종적으로는 포도당으로 분해되고 흡수되어 혈액 속으로 방출된다. 이때 탄수화물을 지나치게 많이 섭취하면 혈액 속 포도당이 늘어난다. 그대로 방치하면 혈당치가 지나치게 올라가기 때문에 췌장에서 인슐린이 분비되어 남은 포도당을 처리한다.

처리 방법은 먼저 인슐린이 남은 포도당을 글리코겐으로 바꿔 간이나 근육 세포에 저장하는데, 건강한 사람은 이 과정을 거치면 혈당치가 지나치게 올라가지 않는다. 그러나 글리코겐으로 세포 속에 저장되는 양에는 한계가 있어 남은 포도당은 다시 중성지방으로 형태가 바뀌어 지방 세포에 쌓인다. 이것이 바로 비만의 원인이다.

많은 사람이 고민하는 두툼한 뱃살 지방은 기름진 음식을 먹은 결과가 아니라 탄수화물을 지나치게 많이 섭취해 남아도는 포도당이 중성지방으로 모습을 바꾼 결과다. 인슐린은 혈당치 상승의 위험으로부터 우리를 지켜주는 매우 중요한 물질이지만 이런 작용 때문에 '비만 호르몬'이라고도 불린다.

덧붙이자면 중증 당뇨병을 방치하면 살이 찐 환자도 점점 여위게 된다. 이는 당뇨병의 증세가 악화되면서 췌장이 현저히 약해져 인슐린의 분비가 늦어짐으로써 고혈당이 되고 이 포도당이 대량으로 소변으로 나오기 때문이다.

그림 2-1 **비만의 메커니즘**

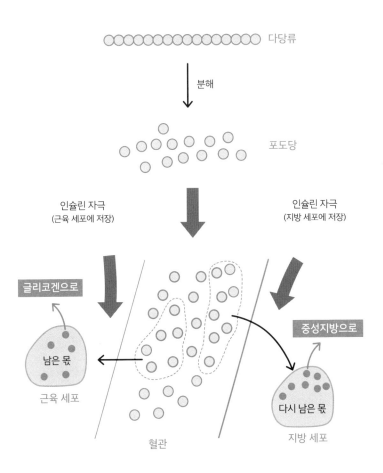

혈액 속 포도당은 혈관 바깥으로 나와 인슐린의 작용으로 간이나 근육 세포에 저장되고 그 안에서 글리코겐이 된다(포도당이 결합한 형태). 그러고도 남은 포도당은 인슐린의 작용으로 중성지방으로 바뀌어 지방 세포에 저장된다.

뱃살은 왜 빼기 어려울까

지방은 쉽게 연소되지 않는다

건강한 사람이 과도하게 섭취한 탄수화물이 글리코겐이나 중성지방으로 축적되는 것은 굶주림에 대비하기 위한 당연한 원리다. 그 덕분에 우리 인간은 어떤 사정으로 식사를 하지 못해도 물만 마실 수 있으면 한 달 가까이 생존할 수 있다.

식사를 하지 못해 혈중 포도당이 부족해지면 일단 췌장이나 근육 세포에 저장되어 있던 글리코겐이 포도당으로 바뀌어 에너지가 된다. 그것이 없어지면 지방 세포에 저장된 지방이 에너지로 사용되고 일부는 포도당으로 바뀐다. 다시 말하면 지방 세포에 저장되어 있는 중성지방이 에너지로 바뀌는 것은 가장 나중의 일이며 그렇기 때문에 한번 찐 뱃살은 쉽게 빠지지 않는다.

사실 지방은 탄수화물과 비교할 때 에너지 효율이 매우 좋다. 그림 2-2는 체중 70킬로그램인 건강한 남성의 에너지 저장량을 나타낸 표다. 간에 저장된 글리코겐 70그램은 280킬로칼로리의 에너지가 되는 반면에 지방 세포에 저장된 중성지방은 1만 5000 그램이 13만 5000킬로칼로리를 낸다.

숫자에 강한 사람이라면 금세 알아차렸겠지만 같은 1그램일지라도 글리코겐은 4킬로칼로리인 반면에 지방이 되면 9킬로칼로리의 에너지를 방출할 수 있다. 이렇듯 에너지 효율이 높은 지방은 저장하기에 적합하여 몸 여기저기에 빈틈 없이 축적되는 경향이 있다.

그림 2-2 **체중 70kg인 건강한 남성의 에너지 저장량**

에너지 보존 형태	보존되어 있는 장소	에너지 양
글리코겐	간/70g	280kcal
	근육/120g	480kcal
글루코스(포도당)	체액/20g	80kcal
지질	지방/15,000g	135,000kcal
단백질	근육/6,000g	24,000kcal
	합계/159,840kcal	

출처: 『데블린 생화학 원서 7판(デブリン 生化學 原書7版)』(마루젠출판)

운동이 아니라 식사를 조절한다

운동으로 뺄 수 있는 체중에는 한계가 있다

살을 빼기 위해 달리기를 한다는 직장인이 많다. 직장에 나가
일하는 것만으로도 피곤한데 달리기까지 하다니 고생이 이만저
만이 아니다. 그러나 정말로 다이어트를 생각한다면 운동을 하기
보다 식생활을 바꿔야 한다. 운동으로 뺄 수 있는 체중은 얼마 되지
않으니 그다지 효율적이라 할 수 없다.

애초에 많은 사람이 이렇게까지 식사보다 운동으로 체중을 줄
이고 싶어 하는 이유는 모르는 바가 아니다. 식욕을 이기지 못하
기 때문이다. 특히 남성은 배를 비워둘 바에는 차라리 힘든 운동
을 참는 편이 낫다고 생각하는 사람이 많다.

그러나 그런 사고 구조에 빠지는 것은 한마디로 올바른 지식이 부족하기 때문이다. 1장에서도 언급했지만 다이어트를 위해 칼로리를 제한하는 것은 쓸모없는 일이다. 탄수화물을 제한하기만 한다면 공복을 참을 필요가 전혀 없다. 그러나 스포츠 음료 회사의 인스타그램에서 운동을 하지 않고 식사 조절만으로도 근육이 빠진다며 꼬드기는 데 넘어가는 사람이 적지 않다.

운동을 하면 근육이 붙는다는 말은 사실이다. 그러나 '식사를 제한하여 살을 빼면 근육이 빠진다'라는 말은 거짓이다. 앞서 설명했듯이 식사로 탄수화물을 제한하면 일단 글리코겐이 모두 사용된 후에 지방이 연소되기 때문이다. 몸속 지방 세포에 축적된 중성지방이 전부 사용되고 나서야 비로소 우리는 근육의 단백질에서 에너지를 얻게 된다. 즉 근육이 빠지는 것이다.

그런 일은 산에서 조난을 당해 아무것도 먹지 못할 때나 일어난다. 게다가 몸무게가 70킬로그램인 남성에게는 한 달 이상을 버틸 수 있는 지방 에너지가 저장되어 있다(그림 2-2 참조). 적어도 불룩 나온 배가 신경 쓰이는 중년 남성이 근육에서 에너지를 얻어야 할 만큼 철저히 식사를 제한할 수 있으리라고는 생각하기 어렵다.

근육 훈련에 열중하는 사람들이 흔히 말하는 '근육을 늘림으로써 기초대사를 높이면 다이어트가 된다'라는 이론도 일리가 있다. 하지만 그렇게까지 기초대사를 높이려면 심도 있는 훈련이 필요하다. 충분한 훈련 시간을 확보하지 못하면 금세 근육이 빠져 도로 아미타불이 된다. 바로 이것이 문제다.

운동선수도 아닌데 줄곧 혹독한 훈련을 계속할 수 있는 사람이 얼마나 되겠는가. 70세가 넘어서도 계속할 수 있을까? 텔레비전 광고에 등장하는 '예전에는 뚱뚱했지만 엄청난 운동으로 놀랄 만큼 살이 빠지고 근육이 잡힌' 유명인은 그 몸매를 계속 유지할 수 있을까?

멋진 몸을 만들고 싶다는 생각에서 근육 훈련에 열중하는 것은 나쁜 일이 아니다. 그러나 그것을 다이어트나 건강 다지기와 연결시켜서는 안 된다. 이도 저도 아닌 어중간한 일석이조는 포기하고 올바른 식사법을 익히는 것을 최우선으로 생각해야 한다.

진정한 건강은 일시적인 노력만으로는 손에 넣을 수 없다. 이성적인 직장인이라면 무리하게 장기간 근육을 유지하려고 노력하기보다 탄수화물 제한에 집중하는 것이 훨씬 이롭다는 사실을 알 것이다. 그리고 나서 운동을 한다면 걷기나 계단 오르내리기를 20분쯤 하는 것이 좋다. 특히 탄수화물을 많이 섭취한 후에 곧바로 운동을 하면 혈당치의 상승이 억제되어 비만을 막을 수 있다.

비만은 수명을 단축시킨다
당뇨 등 온갖 질병과 인과관계가 있다

    세계적인 의학 학술지 《란셋(Lancet)》 온라인판에 하버드보건 대학원과 케임브리지대학의 연구팀이 비만이 수명에 미치는 영향을 연구한 결과가 발표되었다. 1970년부터 2015년까지 239건의 대규모 역학 조사를 실시하여 32개국 1060만 명의 자료를 분석한 결과, 비만은 다양한 질병의 원인이 되어 수명을 단축시킨다는 사실이 밝혀졌다. 중증 비만인 사람은 수명이 10년 짧아지고 두 명 중 한 명은 70세 전후에 사망할 가능성이 있다.

    구체적으로는 BMI(체질량지수로 비만 판정의 기준이다)가 5퍼센트 상승할 때마다 심장 관련 질환으로 사망할 위험이 49퍼센트,

호흡기 질환으로 사망할 위험이 38퍼센트, 암으로 사망할 위험이 19퍼센트 증가한다.

전체의 사망 위험은 BMI 22.5-25의 '표준 체중' 집단이 가장 낮고, 30-35의 '비만 1도' 집단이 45퍼센트, 35-40의 '비만 2도' 집단이 94퍼센트, 40 이상의 '비만 3도' 집단에서는 300퍼센트 가까이 상승했다.

여기서 주목할 점은 BMI 25가 조금 넘는 단계에서 이미 사망률이 상승하기 시작한다는 사실이다. 참고로 세계보건기구에서는 BMI 25 이상을 '과체중', BMI 30 이상을 '비만'으로 정의하지만, 일본인의 경우 BMI 25가 넘으면 당뇨병이나 순환기 질환의 발병 위험이 높아진다고 밝혀졌으므로 BMI 25 이상을 비만으로 계설한다.

한때 '체중이 평균보다 조금 더 나가는 통통한 체형이 장수한다'라는 설이 돌았지만 이 연구에 따르면 근거 없는 낭설로 드러났다. 이 연구에서는 여성에 비해 남성의 경우가 비만이 수명에 더 큰 영향을 미친다는 사실도 밝혀졌다. 일본 남성의 비만율이 늘고 있다는 점을 생각하면 이 연구 결과는 큰 의미를 갖는다. 일본 경제를 지탱하는 직장인이 '조금쯤은 살이 쪄도 괜찮아' 하며 자신을 풀어놓을 때가 아니다. 비만이 당뇨병을 비롯한 온갖 질병과 관련이 있다는 점은 의심의 여지가 없다.

매일 먹는 탄수화물 양을 줄인다
남성 120그램, 여성 110그램 이하가 최적

지금까지 살펴본 것처럼 살이 찌는 주된 요인은 탄수화물이다. 현대인은 무의식중에 지나치게 많은 탄수화물을 섭취하고 있는데 중독에 가까운 수준이다. 따라서 매일 입에 넣는 탄수화물의 양을 제한하고 적절히 관리하면 체중을 줄일 수 있다.

어떻게 탄수화물을 제한해야 할까. 우선 매일 먹는 식사에서 밥이나 빵, 면류, 감자류를 줄이고 그만큼 채소, 고기, 생선, 두부 등을 배가 부르게 먹는다. 칼로리는 일절 신경 쓰지 않아도 된다. 캔커피나 주스, 청량음료는 금물이다. 목이 마르면 물이나 차를 마시는 버릇을 들인다.

케이크나 과자 같은 단 음식은 탄수화물 덩어리이므로 일절 먹지 않는다. 특히 저녁 식사에서는 탄수화물을 가급적 줄인다. 아침이나 점심이면 그 후 활동에 따라 포도당도 소비되기 쉽지만 저녁 식사 후에는 자는 일만 남았으니 모조리 몸속에 쌓이고 만다. 밤에는 탄수화물 함유량이 많은 음식을 먹지 말아야 하며 이를 철저히 지켜나간다면 반드시 살이 빠진다. 도저히 탄수화물을 먹지 않고는 못 배기겠다 싶을 때는 먹고 나서 바로 걷기 등의 운동을 하면 살이 찌지 않는다.

확실하게 체중을 줄이려면 탄수화물 섭취량을 하루 60그램 이하로 낮추는 것이 이상적이다. 체중을 유지하려면 탄수화물 섭취량을 남성이 1일 120그램, 여성이 110그램 이하로 낮추는 것을 기준으로 삼으면 좋다.

어떤 음식에 어느 정도의 탄수화물이 포함되어 있을까. 대표적인 음식의 탄수화물 함유량은 그림 2-3과 같다. 우동 한 사리에 53그램, 각설탕 열세 개 분량의 탄수화물이 들어 있다. 메밀도 빼놓을 수 없다. 현미도 탄수화물의 양을 보면 백미와 그다지 차이가 없다. 채소 중에는 감자류 같은 뿌리채소에 탄수화물이 많이 들어 있다. 감자 샐러드를 먹고 채소를 먹었다고 만족하면 안 된다는 이야기다. 콘플레이크 같은 시리얼 종류도 건강한 음식이라는 이미지가 있지만 탄수화물 덩어리다.

다시 말해 '주식'으로 취급하는 온갖 음식에 탄수화물이 많다.

점심시간에 메밀국수 두 그릇을 가뿐히 먹었다면 그야말로 최악이다. 살을 빼고 싶다면 반찬을 중심으로 식생활을 바꿔야 한다.

일본인뿐 아니라 요즘에는 서구인에게도 인기 만점인 초밥은 꽤나 성가신 음식이다. 크기는 작아도 밥의 양이 많고, 초밥용 밥에는 식초의 산미를 중화하기 위해 설탕도 넣기 때문이다. 초밥은 자주, 많이 먹기보다 특별한 일이 있을 때를 대비해 아껴두자.

그림 2-3 **식품에 함유된 탄수화물 양**

식품	양	탄수화물 양
주식		
밥		
백미밥	1그릇	55.2g
현미밥	1그릇	51.3g
초밥	1개	7.3g
주먹밥	밥 75g	27.6g
리소토(치즈)	쌀 50g	43.9g
오므라이스	밥 135g	59.2g
볶음밥	밥 180g	68.1g
닭고기 달걀 덮밥	밥 200g	82.5g
소고기 덮밥	밥 200g	84.5g
돈가스 덮밥	밥 200g	86.6g
튀김 덮밥	밥 200g	91.1g
소고기 카레	밥 180g	87.9g
면		
자루소바(메밀국수)	삶은 메밀 면 180g	50.5g
덴푸라소바(튀김을 넣은 메밀국수)	삶은 메밀 면 180g	60.8g
자루우동(삶은 면을 채에 담은 우동)+참깨소스	삶은 우동 면 200g	53.6g
덴푸라우동(튀김을 넣은 우동)	삶은 우동 면 200g	59.2g
히야시소멘(차가운 소면 국수)	데친 소면 225g	64.7g
소스야키소바(소스를 사용한 볶음우동)	찐 중화면 150g	62.8g
돈코쓰라멘(돼지 뼈를 우린 국물을 쓴 라멘)	생 중화면 110g	66.1g
히야시추카(일본식 중화 냉면)	생 중화면 110g	79.4g
미트소스 스파게티	데친 스파게티 200g	68.3g
빵		
식빵(8장으로 얇게 자른 것)	45g	20.0g
식빵(6장으로 두껍게 자른 것)	60g	26.6g
크루아상	30g	12.7g

난	75g	34.2g
그 외 주식		
당면	30g	25.6g
과일 그래놀라	40g	27.7g
플레인 콘플레이크	40g	32.4g
미펀(중국 쌀국수)	50g	35.9g
크리스피 믹스 피자	크리스피 크러스트 63g	34.4g
주된 반찬		
생선		
말린 전갱이 구이	말린 전갱이 50g	0.1g
열빙어 구이	열빙어 60g	0.3g
연어 구이	연어 80g	0.1g
장어 양념 구이	장어 70g	2.2g
방어 양념 구이	방어 80g	6.3g
흰살 생선 튀김	흰살 생선 70g	8.6g
그 외 어패류, 가공품		
데친 새우(샐러드용)	60g	0.0g
대게(데친 것)	40g	0.0g
바지락	40g	0.2g
굴	120g	5.6g
이크라(연어나 송어의 알을 소금에 절인 음식)	10g	0.0g
참치 통조림	20g	0.0g
반달형 어묵	30g	3.4g
회		
참치 붉은 살	40g	0.6
오징어	30g	0.6
마래미(새끼 방어)	40g	0.7
고등어 초절임	40g	1.3
가리비 관자	36g	1.9
소고기		

비프스테이크(등심)	일본산 등심 100g	1.9g
비프스테이크(안심)	일본산 안심 100g	2.2g
로스트비프	일본산 우둔살 70g	2.2g
비프햄버그	다진 소고기 100g	9.7g
돼지고기		
돼지고기 생강 구이	돼지고기 목심 80g	6.3g
고기를 채운 피망 구이	소고기·돼지고기 섞어 간 것 40g	13.7g
군만두	다진 돼지고기 50g	17.2g
돼지고기 샤부샤부 샐러드	돼지고기 등심 75g	4.1g
돼지고기 슈마이(작은 만두)	다진 돼지고기 50g	17.1g
캐비지롤	소고기·돼지고기 섞어 간 것 50g	14.5g
돈가스	돼지고기 등심 100g	10.0g
스부타(일본식 탕수육)	돼지고기 앞다릿살 80g	25.5g
닭고기		
닭고기 데리야키	영계 다리살 80g	4.2g
찜닭	영계 안심 80g	6.4g
방방지(중국식 닭고기 냉채)	영계 가슴살 80g	7.3g
크림스튜	영계 다리살 80g	25.0g
닭고기 튀김	영계 다리살 80g	4.7g
그 밖의 고기, 가공품		
양고기 스테이크	양고기 등심 80g	2.3g
말 회	말고기 60g	2.5g
비엔나소시지 소테	소시지 50g	3.5g
달걀		
삶은 달걀	50g	0.2g
플레인 오믈렛	달걀 100g	1.1g
베이컨 에그	달걀 50g	0.2g
달걀말이	달걀 50g	3.2g
콩 제품		

두부	150g	1.8g
연두부	150g	2.5g
유부	15g	0.0g
낫토	50g	2.7g
무조정 두유(콩물로만 만든 두유)	200g	5.8g
조정 두유(감미료, 향신료 등이 첨가된 두유)	200g	9.0g
마파두부	두부 120g	6.3g
부수적 반찬		
샐러드		
콜슬로	양배추 60g	4.4g
마카로니 샐러드	삶은 마카로니 20g	8.0g
감자 샐러드	감자 50g	10.1g
해산물 샐러드	오징어, 새우, 문어 각 20g	1.4g
녹황색 채소		
시금치 나물	시금치 60g	0.6g
오크라 무침	오크라 35g	0.8g
브로콜리 마요네즈 무침	브로콜리 60g	0.8g
잎상추	25g	0.3g
강낭콩	48g	1.2g
당근	48g	3.2g
방울토마토	58g	3.4g
토마토	145g	5.3g
파프리카	126g	7.1g
호박	80g	13.7g
담색 채소		
샐러리 볶음	샐러리 40g	2.0g
양배추 볶음	양배추 100g	4.8g
오이 미역 초무침	오이 50g	3.5g
숙주 볶음	숙주 100g	1.6g
구운 가지	가지 80g	2.9g

무 조림	무 80g	5.4g
우엉 소고기 조림	우엉 50g	8.4g
삶은 옥수수	125g	17.2g
감자류		
곤약 조림	판 곤약 80g	2.7g
저먼포테이토(감자를 삶아 베이컨 등과 볶은 것)	감자 60g	11.2g
군고구마	고구마 80g	21.4g
해조류, 버섯류		
생미역	10g	0.2g
구운 김	2g	0.2g
조미 큰실말	80g	4.4g
톳 조림	마른 톳 7g	5.3g
버섯 소테	송이버섯 80g	1.2g
된장국, 수프		
두부 버섯 된장국	두부 30g	3.1g
달걀찜	달걀 30g	5.2g
달걀 수프	달걀 25g	2.3g
미네스트로네	토마토홀 통조림 50g	12.3g
그 밖의 식품		
우유, 유제품		
우유	유지방 3.8% 200ml	9.6g
저지방 우유	유지방 1.0% 200ml	11.0g
플레인 요구르트	100g	4.9g
가당요구르트	100g	11.9g
카망베르 치즈	22g	0.2g
크림치즈	18g	0.4g
과일		
딸기	50g	3.6g
멜론	50g	4.9g
그레이프 프루트	50g	4.5g

키위	50g	5.5g
사과	50g	7.1g
귤	70g	7.8g
수박	100g	9.2g
바나나	50g	10.7g
화과자, 양과자		
관동풍 사쿠라모치	67g	34.6g
카스텔라	40g	25.1g
꼬치 경단(팥소)	70g	31.1g
도라야키	73g	40.6g
팥소를 묻힌 오하기	100g	42.2g
다이후쿠(찹쌀떡)	85g	42.8g
다이야키(붕어빵)	126g	58.7g
새알심이 든 단팥죽	단팥죽 180ml	59.0g
커스터드푸딩	80g	11.8g
슈크림	100g	25.3g
쇼트케이크	95g	35.5g
애플파이	110g	34.6g
알코올 음료		
위스키(물을 타서 묽게 해서 마실 때)	위스키 30ml	0.0g
우롱하이(우롱차와 일본 소주를 섞은 것)	350ml	0.0g
소주(얼음을 띄워 마실 때)	50ml	0.0g
브랜디	30ml	0.0g
레드와인	100ml	1.5g
화이트와인	100ml	2.0g
청주(컵)	100ml	4.9g
맥주	350ml	10.9g
발포주(맥아 함량 67% 미만의 맥주 맛 음료)	350ml	12.6g

출처: 『개정판 탄수화물 핸드북(改訂版 糖質量ハンドブック)』(신세이 출판사)

탄수화물의 악성도를 정확히 안다
우리 몸을 망치는 5대 탄수화물 식품

탄수화물이라 해도 그 '악성도'는 식품에 따라 다르다. 이제 와서 사람들이 그렇게 좋아하는 흰쌀밥을 일절 먹지 말라고 할 생각은 없다. 탄수화물은 생명을 유지하는 데 꼭 필요한 영양소이므로 적절한 양을 섭취해야 한다. 그러나 현대인은 탄수화물을 지나치게 많이 섭취하는 데다 전혀 섭취할 필요가 없는 나쁜 탄수화물을 즐겨 먹으니 문제다.

악성도 1위: 캔커피, 청량음료, 주스 등

애초에 인간이 살아가는 데 전혀 필요가 없는 식품들이다. 탄수화물 중독에 빠졌기 때문에 마신다는 점을 깨닫고 하루 빨리 물리치기 바란다.

악성도 2위: 설탕이 든 과자

흰 설탕은 인간이 만든 대표적인 부적절한 식품이다. 케이크나 만주에는 흰 설탕이 듬뿍 들어 있다는 사실을 잊지 말자.

악성도 3위: 과일

비타민과 미네랄이 풍부한 만큼 앞의 두 가지보다는 낫다. 다만 요즘 과일은 당도가 높도록 개량되어 옛날의 천연 과일과는 다르다. 특히 주스는 이제 그만 마시자.

악성도 4위: 흰쌀밥, 흰 빵, 우동 등

아침에 토스트를 먹거나 점심에 백반을 먹어도 괜찮다. 다만 그 양을 줄이자. 우동이나 메밀국수, 라면, 파스타 등의 일품요리를 먹으면 탄수화물을 과도하게 섭취하게 되므로 주의해야 한다.

악성도 5위: 현미, 통밀빵, 감자류

정제된 흰쌀밥이나 흰 빵보다 미네랄이 많으므로 같은 양을 먹는다면 현미, 통밀빵, 감자류를 권한다. 다만 탄수화물이라는 것 자체는 변함없는 사실이므로 역시 많이 먹으면 살이 찐다.

이처럼 같은 탄수화물도 식품에 따라 악성도가 다르며 그중에서도 액체는 최악이다. 인간이 본래 갖고 있는 소화, 흡수 시스템과 전혀 맞지 않기 때문이다. 탄수화물을 섭취할 때는 자연의 형태에 가까운 음식, 잘 씹어야 하는 음식을 소량 먹는 것으로 그치자.

무엇을 먹으면 혈당치가 오르나
체질에 맞는 혈당치 관리

우리 병원에서는 예전부터 환자에게 평소 자신의 혈당치를 스스로 측정하도록 권장한다. 지금까지 설명했듯이 혈당치는 우리가 인식하지 못하는 사이에 상승과 하강을 되풀이하므로 병원에 와서 측정한 수치만으로는 그 실태를 정확히 파악하기 어렵기 때문이다.

지금까지는 손끝을 바늘로 찔러 극소량의 혈액을 채혈하는 방법을 썼지만 최근 획기적인 기구가 등장했다. 미국 기업 애보트 당뇨병케어가 개발한 '프리스타일 리브레(Freestyle Libre)'라는 자동 혈당계다. 일본 축구 국가대표 선수도 사용한 경험이 있다는 이

그림 2-4 자동혈당계 프리스타일 리브레

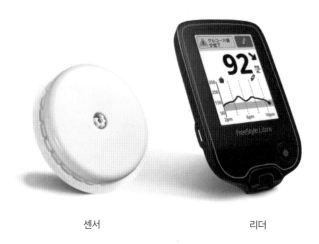

센서   리더

제품은 후생노동성의 인가도 받았다.

리브레는 '센서'와 '리더'의 두 가지 부품으로 이루어져 있다. 센서는 한 번 쓰고 버리는 1회용 패치로 직경 35밀리미터인 둥근 원 모양이다. 이것을 팔의 위쪽에 붙여놓는다. 내수성이 있으므로 팔에 붙인 채 목욕을 해도 되며 최장 14일 동안 장착이 가능하다.

이 센서에 스마트폰처럼 생긴 리더를 가까이하면 곧바로 그 순간의 포도당 수치를 읽어들인다. 리더를 가까이 대지 않더라도 센서가 자동적으로 15분마다 혈당치를 기록하고 90일분의 자료를 보존해준다. 식사 시간과 그 내용만 기억해놓고 있다가 나중에 자료를 보면 '○○를 먹었으므로 혈당치가 내려갔다'라는 사실을 알 수 있다.

이렇게 식사 내용과 혈당치를 살펴봄으로써 '무엇을 먹으면 언제쯤 혈당치가 얼마나 오르는지' 확실히 알 수 있다. 리브레로 직접 측정해보니 밥이나 우동을 먹은 후에는 혈당치가 170까지 올라갔다. 특히 크게 올랐던 때가 카레라이스를 먹고 난 후였다. 튀김은 생각보다 혈당치가 오르지 않고 화이트와인을 마신 이튿날 아침에는 60까지 내려갔다.

카레라이스니 튀김이니 통틀어 말했지만 걸쭉한 정도나 튀김옷의 두께에 따라 탄수화물의 양이 달라진다. 평소에 자기가 먹는 음식의 혈당치를 측정해놓으면 확실하게 혈당치를 조절할 수 있다.

이상적인 혈당치는 70-140이다
체중 감량에서 혈당치 체크는 필수

그림 2-5는 우리 병원 환자가 프리스타일 리브레를 사용해 다이어트를 했을 때의 혈당치를 측정한 그래프다. 60대인 이 남성은 헤모글로빈 A1c(당화혈색소)가 5.6퍼센트이지만 당뇨병은 아니므로 약은 복용하지 않았다.

리브레를 장착한 첫날은 점심 후인 오후 2시에 199, 저녁 후인 오후 8시에 185로 혈당치가 다소 높게 나왔다. 그러나 2-3일 측정을 계속하는 사이에 무엇을 먹었을 때 혈당치가 올라갔는지를 알게 되었고 그 음식들을 피하다 보니 4일째 이후로는 140 이하로 혈당치가 안정되었다.

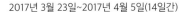

그림 2-5 프리스타일 리브레를 사용한 혈당치 일별 기록

2017년 3월 23일~2017년 4월 5일(14일간)

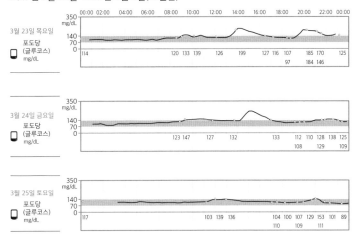

　혈당치는 70에서 140 사이에 있는 것이 이상적이며 이 수준으로 안정되면 체중은 확실히 줄어든다. 이 남성도 매일 100-200그램씩 몸무게가 줄었다. 일주일쯤 지나자 몸이 기초대사를 줄이면서 감량에 제동이 걸렸지만 혈당치가 140 이하로 안정되는 식사를 계속했더니 다시 체중이 줄어들기 시작했다.

　프리스타일 리브레를 사용한 감량법을 정리하면 다음과 같다.

- 2주간 리브레로 혈당치를 측정한다.
- 혈당치가 140이 넘는 음식을 끊는다.

- 혈당치가 70-140 사이를 유지하도록 한다.
- 매일 체중이 100-200그램씩 줄어든다.
- 목표 체중에 도달하면 탄수화물 제한을 중단한다.

이 방법을 적용하면 한 달에 2킬로그램을 감량할 수 있다.

먹는 순서에 따라
살찌는 방식이 달라진다

채소, 단백질, 탄수화물 순으로!

다이어트에는 먹는 순서도 중요하다. 우리 몸이 지닌 소화, 흡수 시스템을 생각하면 가장 먼저 섬유질이 풍부한 채소를 먹고, 이어서 소화하는 데 시간이 걸리는 단백질을 먹고, 맨 마지막으로 탄수화물을 먹을 때 혈당치의 상승을 완만하게 억제할 수 있다.

채소류는 뿌리채소인 감자나 달콤한 토마토 등을 제외하면 대부분 혈당치가 올라가지 않는다. 육류나 생선도 혈당치가 올라가지 않는다. 이런 식품들은 소화에 시간이 걸리므로 먼저 위에 들어가면 거기에 밥 같은 탄수화물이 더해져도 급격하게 혈당치가 올라가거나 하지 않는다.

예를 들어 돼지고기 생강 구이 정식이 눈앞에 있다고 하자. 가장 먼저 곁들여진 양배추 채나 작은 접시에 담긴 채소류를 먹는다. 이어서 돼지고기를 먹고 마지막으로 밥을 먹는다. 이렇게 먹는다면 혈당치의 상승을 억제할 수 있으며 밥을 남길 수도 있다. 거꾸로 밥부터 급하게 먹으면 단숨에 혈당치가 상승해 결과적으로 같은 음식을 먹었는데도 비만으로 이어질 수 있다.

일정한 양을 여러 번 나눠 먹는다

조금씩 자주 먹으면 살찌지 않는 이유

먹는 횟수에 따라서도 비만의 정도가 달라진다. 하루에 먹는 양이 정해져 있다면 그것을 되도록 여러 번 나눠 먹어야 혈당치도 크게 오르지 않고 인슐린도 많이 분비되지 않아 살이 찌지 않는다.

살찌는 주된 원인인 탄수화물에 대해 생각하기 위해 다소 극단적인 사례를 들어보자. 하루에 여섯 개의 주먹밥을 먹었다고 하자. 이때 공복 상태에서 세 개씩 두 차례에 걸쳐 나눠 먹는 것보다 2시간마다 한 개씩 여섯 차례, 12시간에 걸쳐 먹는 쪽이 살이 덜 찐다.

요즘 식사 횟수를 줄이는 사람이 늘고 있지만 '하루 세끼를 두 끼로 줄였더니 살이 빠졌다'라는 사람이 있다면 그것은 결과적으로 하루에 먹는 음식의 총량이 줄었기 때문이다.

하루에 먹는 음식의 총량을 줄이면 당연히 다이어트가 된다. 그러나 먹는 양을 줄일 수 있는 사람이라면 더 현명하게 행동할 수 있지 않을까. 즉 두 차례로 나눠 먹는 음식의 총량을 세 차례 이상으로 나눈다면 살은 더 많이 빠질 것이다. 살만 빠지는 것이 아니라 혈당치가 안정됨으로써 업무의 효율도 높아질 것이다.

참고로 '아침을 걸렀더니 몸 상태가 좋아졌다'라는 사람도 있는데 그런 사람은 대개 밤늦게 잔뜩 먹는다. 전날 먹은 것이 소화되지 않고 남아 있는 상태에서 억지로 아침을 먹으면 당연히 속이 거북할 것이다. 그런 사람은 대개 다음과 같은 악순환에 빠져 있다.

- 아침을 거른 탓에 점심에는 배가 고프다.
- 공복에 점심을 배부르도록 먹는다.
- 점심에 먹은 것이 소화되지 않아 저녁이 늦어진다.
- 다음 날 위가 부대껴 아침을 거른다.

이런 방식으로 식생활이 이루어지면 업무 성과도 당연히 떨어진다. 그런데도 아침 식사를 거름으로써 몸 상태가 좋아졌다고 느끼다면 그야말로 본말전도다. 일시적으로 위가 가뿐해졌을 뿐 실제로는 혈당치가 오르락내리락하는 현상이 일어난다.

서둘러 성과를 얻으려 하는 직장인은 자칫 극단적인 방법을 쓰기 쉽다. 개중에는 요즘 살이 쪘으니 단식을 해야겠다는 사람도 있을 것이다. 확실히 단식한 직후에는 체중이 줄어든다. 그러나 혈당치가 급격히 변동하므로 장기적으로 볼 때 건강에 좋지 않고 오히려 '살이 찌기 쉬운 몸'이 되고 만다.

이슬람교도들은 라마단(매년 6월 상순에서 7월 상순의 한 달간, 일출부터 일몰까지 금식하며 신의 은혜에 감사한다.) 기간이면 낮 동안은 일절 식사를 하지 않고 허기를 견디다가 해가 지고 나면 낮 동안 못 먹은 양만큼 많이 먹는다. 게다가 그들은 술을 마시지 않고 단것을 매우 좋아한다. 이처럼 공복에 탄수화물을 마구 먹는 행동을 되풀이하기 때문에 이슬람교도들은 비만과 당뇨병을 앓는 사람이 매우 많다.

매일의 식생활에서 되도록 혈당치의 변동 폭을 적게 하는 것이 중요하다. 특히 '허기→폭식'은 '비만→노화→질병'의 근원이므로 조금씩 자주 먹어야 한다는 사실을 명심하자.

해조류와 버섯류를 많이 먹는다
식이섬유가 풍부하다

탄수화물 제한 다이어트에 성공하는 데 강력한 아군이 되어줄 식재료로는 해조류와 버섯류가 있다. 해조류와 버섯류는 건강에 필수적인 비타민과 미네랄이 풍부한 반면에 탄수화물은 거의 들어 있지 않다. 예를 들어 미역귀, 큰실말, 잎새버섯, 주름버섯에는 탄수화물이 들어 있지 않다. 미역, 다시마, 표고버섯, 맛버섯도 탄수화물 함유량이 제로에 가깝다. 다이어트를 생각하는 직장인이 거리낌 없이 먹어도 되는 식재료인 것이다.

예로부터 톳을 먹으면 머리카락이 풍성해진다는 말이 있듯이 해조류는 모발과 피부 관리에도 효과가 있다. 버섯류는 면역력을 높여 온갖 질병으로부터 우리 몸을 보호해준다.

무엇보다 해조류와 버섯류에는 식이섬유가 듬뿍 들어 있다. 식이섬유는 변비를 막아주고, 최근 몇 년 사이 급증하고 있는 대장암을 예방하는 데 기여하며 염분이나 식품첨가물을 체외로 배출하는 역할도 한다. 더 나아가 장내 세균의 균형도 조절해준다(장내 세균의 중요성은 5장에서 자세히 설명하겠다).

해조류와 버섯류는 식이섬유가 풍부한 만큼 위에서 소화되는 데 시간이 걸리며 이후 섭취한 탄수화물의 흡수를 더디게 만든다. 그러므로 밥을 먹기 전에 미역 된장국을 먹는 것이 좋다. 해조류나 버섯류로 만든 반찬이 있다면 그것을 밥보다 먼저 먹는다.

그런데 이 귀한 식재료를 특히 남성은 극히 소량만 먹는다. 그들에게 해조류나 버섯류는 '덤'으로 먹는 식품으로 보이는 모양이다. 건강을 생각할 때 해조류와 버섯류는 '덤'이 아니라 '왕'에 가까운 식품이므로 적극적으로 섭취해야 한다.

탄수화물을 제한해 식단을 꾸린다면 가장 먼저 식탁에 육류나 생선, 콩 제품 같은 단백질을 늘어놓고 '맞아, 채소도 먹어야 해' 하며 샐러드 같은 음식을 추가할 것이다. 거기에 해조류나 버섯류로 만든 반찬을 추가하면 더할 나위 없이 좋을 것이다.

탄수화물을 줄인 만큼
단백질을 늘린다
동물성과 식물성의 균형을 유지한다

밥이나 빵 같은 탄수화물을 줄여도 단백질이 풍부한 반찬을 먹으면 포만감이 넘치는 흡족한 식사를 할 수 있다. 우리 몸에서 단백질은 피와 살을 만드는 중요한 영양소다. 탄수화물을 제한하는 식생활을 시작했다면 단백질을 효과적으로 섭취하는 방법을 고민해봐야 한다.

그림 2-6은 단백질이 풍부한 식품을 소개한 표다. 기본적으로 육류나 생선, 달걀 같은 동물성 식품은 단백질 덩어리라고 생각하면 된다. 다만 가공된 소시지류는 첨가물에 발암성 물질이 들어 있으므로 피하는 것이 좋다.

그림 2-6 단백질이 풍부한 식품

육류

식품명	단백질(g)
소 힘줄	28.4
소 안심	21.3
소 사태	19.5
소 목심	16.8
소 채끝	16.5
소 갈비	12.6
소 혀	15.2
소 간	19.6
돼지 안심	22.8
돼지 사태	20.6
돼지 목심	17.1
돼지 등심	19.3
돼지 삼겹살	14.3
돼지 간	20.5
닭 안심	23.1
닭 가슴살(껍질 없음)	22.3
닭다리 (껍질 없음)	18.9
닭 가슴살(껍질 있음)	19.5
닭다리(껍질 있음)	16.3
닭 날개	17.5
닭 간	18.9
로스 햄	16.5
베이컨	13.0
비엔나소시지	13.2

어패류

식품명	단백질(g)
대구	17.6
가자미	19.6
가다랑어	25.8
청새치	23.1
전갱이	20.7
참치(붉은 살)	26.5
연어	22.3
도미	21.8
고등어	20.8
정어리	19.8
방어	21.4
꽁치	18.6
참치(뱃살)	20.2
굴	6.6
새우	18.4
오징어	18.1
게	20.7
문어	21.8
가리비	17.6

유제품

식품명	한 번 먹는 양	단백질 (g)
우유	200cc	6.0
플레인 요구르트	100g	3.2
가공 치즈	1개	4.5

달걀

식품명	한 번 먹는 양	단백질 (g)
달걀	1개	6.2

콩류·콩 가공식품

식품명	한 번 먹는 양	단백질 (g)
풋콩	10g	11.6
낫토	50g	8.3
연두부	100g	5.0
두부	100g	6.8
두유	200cc	7.2
땅콩	30g	5.0

　두부 등 콩으로 만든 식품은 적극 권장할 만하다. 콩 하나뿐 아니라 콩류는 통틀어 우수한 식물성 단백질을 포함하고 있다. 탄수화물을 삼가는 만큼 단백질을 먹겠다며 내키는 대로 육류와 생선을 먹는다면 콜레스테롤 수치가 올라갈 수 있다. 콩 같은 식물성 단백질을 반반 비율로 섭취해 균형을 유지하자.

하루 2리터의 물을 마신다
혈당치를 낮추고 대사의 질이 높아진다

살을 빼고 싶다면 질 좋은 물을 많이 마셔야 한다. 하루에 2리터는 마셔도 된다. 물을 많이 마시면 그것만으로도 혈중 포도당의 농도가 낮아져 혈당치가 내려간다. 당뇨병 환자가 자주 목이 말라 물을 마시고 싶어 하는 것은 올라간 혈당치를 낮추려는 몸의 자연스러운 욕구에서 비롯된 현상이다.

혈당치가 지나치게 올라가지 않도록 조절하는 것이 비만을 방지하는 첫걸음임을 생각한다면 물을 많이 마셔야 한다는 사실을 납득할 수 있을 것이다. 건강을 위해서도 물을 자주 마셔 몸속에 흐르는 물을 새로운 것으로 갈아주어야 한다. 세포의 대사에는 물이 필요한데 그때 오래되고 더러워진 물보다 신선한 물이 좋기 때문이다.

콩트렉스(Contrex)니 비텔(Vittel)이니 하는 이름의 제품으로 나오는 센물(칼슘 이온이나 마그네슘 이온 따위가 비교적 많이 들어 있는 천연수 - 옮긴이)은 변비에도 효과가 있으므로 변비가 있다면 센물을 마시는 습관을 들이는 것이 좋다.

올리브유가 탄수화물을 만났을 때
혈당치 상승이 억제된다

    살이 찌는 것은 지방이 아니라 탄수화물 때문이라는 사실은 이제 충분히 이해되었을 것이다. 그렇더라도 오랫동안 칼로리 신앙을 강요받아왔던 만큼 지방을 많이 먹는 것은 여전히 두려운 일일 수 있다. 그런 사람에게 의학 학술지 《유럽임상영양학저널》에 실린 놀랄 만한 연구 결과를 소개한다.

    그림 2-7은 건강한 사람을 대상으로 '빵만 먹었을 때', '버터와 함께 빵을 먹었을 때', '올리브유와 함께 빵을 먹었을 때', '옥수수유와 함께 빵을 먹었을 때'의 혈당치 변화를 조사한 결과다.

    그래프를 보면 빵이라는 탄수화물만 먹으면 30분 후에 혈당치

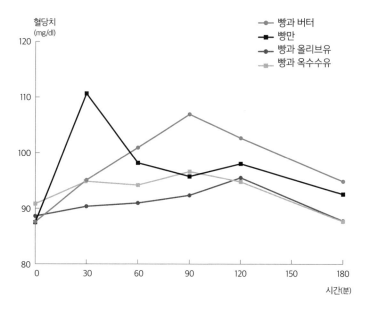

그림 2-7 **빵을 먹었을 때 혈당치의 변화**

혈당치
(mg/dl)

- 빵과 버터
- 빵만
- 빵과 올리브유
- 빵과 옥수수유

시간(분)

출처:《유럽임상영양학저널》

가 급상승하는 데 반해 무엇이든 기름과 함께 섭취하면 혈당치가 완만하게 상승한다는 사실을 분명하게 알 수 있다. 즉 탄수화물을 단독으로 섭취하기보다 지방과 함께 먹으면 살이 찌지 않는다. 특히 올리브유의 효과는 절대적이다.

의학 학술지《당뇨병 관리(Diabetes Care)》에 또 다른 재미있는 연구 결과가 실렸다. 최근 몇 년 사이에 당지수(GI, Glycemic Index. 어떤 식품이 혈당을 얼마나 빠르게 올리는지를 나타낸 수치 – 옮긴이)가 식후 혈당치 상승을 확인하는 지표로 일반인 사이에서 널리 알려졌다. 연구자들은 GI가 높은 식품과 낮은 식품을 각각 불포화지방산인 엑스트라 버진 올리브유와 함께 먹었을 때, 포화지방산인 버터와 함께 먹었을 때, 저지방으로 만들어 먹었을 때 식후 혈당치가 어떻게 변화하는지 조사했다.

조사 결과 GI가 높은 식품과 올리브유를 함께 먹었을 때 식후 혈당치가 크게 억제된다는 사실이 밝혀졌다. 참고로 이 연구에서 실험 참가자들은 37그램이라는 제법 많은 양의 엑스트라 버진 올리브유를 섭취했다. 이러한 연구 결과를 볼 때 올리브유를 먹으면 살이 빠진다고 해도 될 것이다.

화이트와인을 마시면
살이 빠진다
쌉쌀한 맛이 다이어트에 좋다

《미국임상영양학저널》에 실린 한 논문이 애주가들을 환희에
빠뜨렸다. 이 논문에는 '흰 빵을 먹었을 때', '맥주를 마셨을 때',
'와인을 마셨을 때', '진을 마셨을 때'의 혈당치와 인슐린 분비량
의 변화가 소개되었는데, 결과가 그림 2-8의 그래프와 같이 나왔
기 때문이다.

그래프를 보면 빵만 먹은 사람이 가장 살찌기 쉽고, 술 중에서
도 탄수화물이 많은 맥주를 마신 사람이 그다음으로 살이 찌기
쉽다는 사실을 알 수 있다. 와인이나 진(위스키나 소주 같은 증류주
도 마찬가지다.)을 마시면 오히려 살이 쉽게 찌지 않게 된다는 것

그림 2-8 술이 혈당치 변화에 미치는 영향

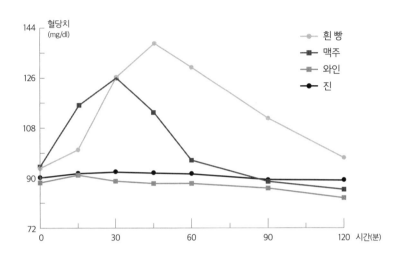

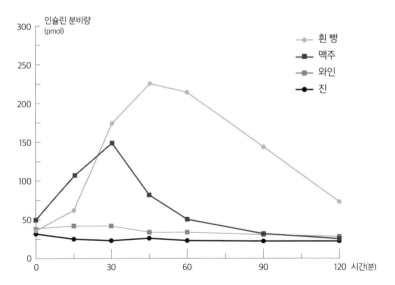

출처: 『일본인의 90%가 오해하고 있는 당질 제한(日本人の9割が誤解している糖質制限)』(KK베스트셀러)

도 알 수 있다.

와인은 특히 화이트와인을 마시면 살이 빠진다는 연구 결과가 2004년 독일에서 나온 바 있다. 레드와인은 폴리페놀이라는 항산화물질이 풍부한 반면에 화이트와인은 주석산(타타르산)이 풍부해서가 아닐까 추정된다.

나도 저녁을 먹을 때 쌉쌀한 맛의 화이트와인을 즐겨 마신다. 화이트와인을 마신 다음 날 아침에는 혈당치가 꽤 낮아지는 것은 직접 체감한 경험이 있다. 덧붙이자면 화이트와인에는 탄수화물이 많은 달콤한 맛도 있으므로 어디까지나 쌉쌀한 맛으로 고르기 바란다.

계피는 혈당치를 낮춘다

노화를 방지하고 혈행을 촉진한다

계피는 향신료의 일종으로 녹나무과에 속하는 상록수 나무껍질을 벗겨내 만든다. 최근에는 '시나몬 롤'이라는 빵에 쓰이는 경우가 많으며 교토 특산품인 '야쓰하시'라는 과자를 만들 때 쓰는 '육계'도 계피의 일종이다.

계피에 들어 있는 프로안토시아니딘이라는 성분이 혈당치를 낮추는 작용을 한다는 사실이 밝혀졌다. 혈당치를 낮춘다는 것은 곧 비만을 방지한다는 의미다. 계피는 노화를 막는 항산화 작용을 비롯해 살균 작용과 혈행을 촉진시키는 효과도 있다.

계피가 매우 우수한 식품이란 점은 틀림없는 사실이고 많이 먹으면 좋지만 탄수화물이 많은 빵이나 과자와 함께 먹는 것은 좋지 않다. 향신료로 요리에 쓰거나 커피나 홍차의 풍미를 더하는 데 쓰기를 권한다.

나이 들수록 탄수화물을 줄여야 한다
대사가 떨어지면 체중 감량이 힘들다

'젊었을 때는 운동을 좀 하면 금세 살이 빠지더니 지금은 좀처럼 체중이 줄지 않아.'

40세 무렵에는 누구나 이런 고민에 빠진다. 그것은 기초대사가 떨어지고 있기 때문이다. 기초대사란 아무것도 하지 않고 잠만 자도 사용되는 에너지를 가리킨다. 젊은 시절에는 그저 살아 있기만 해도 활활 타오르던 불꽃이 나이 들면서 점점 사그라져간다. 나이 들어 젊었을 때와 같은 식생활을 하면 살이 찌는 이유가 이 때문이다.

예를 들어 3킬로그램 감량을 목표로 탄수화물을 제한할 경우

나이 들수록 더 엄격하게 제한해야 체중 감량에 성공할 수 있다. 적정 체중을 유지하려면 탄수화물 섭취량은 남성이 하루에 120그램, 여성이 110그램 정도로 억제하고, 체중을 감량하려면 하루에 60그램 수준으로 제한할 것을 권하지만 나이에 따라 가감할 필요가 있다. 그림 2-3의 식품 탄수화물 함유량을 참고해 섭취량을 조절하자.

글루텐 프리가
꼭 건강식은 아니다

탄수화물이 없는 것은 아니다

'글루텐 프리(글루텐이 들어 있지 않음)'를 내세우는 식품이 늘고 있다. 글루텐을 탄수화물과 혼동하는 사람이 있는데 여기서 오해를 풀고 가자.

글루텐이란 밀에 함유된 단백질의 일종으로 탄수화물이 아니다. 물론 밀을 통칭하는 말도 아니다. 최근 밀에 들어 있는 이 단백질에 알레르기를 일으키는 사람이 늘고 있는데 세계적인 테니스 선수 노바크 조코비치도 그중 하나다.

글루텐 알레르기는 메밀 알레르기와 증상이 비슷하다. 메밀 알레르기가 있는 사람은 메밀가루에 들어 있는 단백질에만 알레르기 반응을 일으키며 메밀가루의 영양소 중 대부분을 차지하는 탄수화물에는 알레르기를 일으키지 않는다. 그런데도 메밀 알레르기를 피하려면 메밀가루가 들어간 음식을 일절 먹지 않는 수밖에 없다.

메밀 알레르기가 있는 사람이 메밀가루를 피하는 것과 마찬가지로 글루텐 알레르기가 있는 사람은 밀가루를 사용한 빵이나 파스타 같은 음식을 피한다. 그렇게 되면 밀가루라는 서구인에게는 탄수화물의 대표 격인 음식을 먹지 못하게 되는 것이므로 결과적으로는 탄수화물 섭취량이 줄어 살이 빠지기도 한다. 즉 바라건 바라지 않건 글루텐 알레르기가 있는 사람은 탄수화물 제한식을 하기가 쉽다.

다만 '글루텐 프리 식품'이나 '글루텐 프리 식단'이 꼭 탄수화물 제한식인 것은 아니다. 글루텐 프리 식품이나 식단은 '글루텐이 들어 있지 않다＝밀가루를 쓰지 않았다'일 뿐, 밀가루 대신에 쌀가루 같은 다른 탄수화물을 쓴 것이 대부분이다.

조코비치 같은 운동선수는 시합 전에 탄수화물을 섭취하지 않으면 에너지를 낼 수 없다. 그렇기에 이들에게는 밀가루를 대신하여 다른 탄수화물을 사용한 글루텐 프리 식품이 매우 중요하다. 조코비치뿐 아니라 글루텐 알레르기가 있는 사람이 글루텐 프리 식품에 의해 몸 상태가 좋아지는 것은 당연한 일이다.

그러나 알레르기가 없는 사람까지 '글루텐 프리는 건강식'이라 생각하는 것은 옳지 않다. 무엇보다 글루텐이 없다고 탄수화물이 없는 것은 아니며 이것도 많이 먹으면 살이 찐다. 그 점을 오해하지 않아야 한다.

부위별 살 빼기란 불가능하다
배만 홀쭉해지는 식사법은 없다

탄수화물을 제한해 체중을 줄이면 몸이 전체적으로 살이 빠진다. 이것은 어떤 다이어트든 마찬가지다. 뱃살만 빠지거나 팔뚝만 가늘어지는, 내 입맛대로 되는 '부위별 살 빼기'는 의학적으로 불가능한 일이다. 바꿔 말하면 애초에 '부위별 살찌기'도 일어나지 않는다.

'나는 배만 살쪘어'라고 한탄하는 사람은 내장 주변에 지방이 쉽게 붙을 뿐이며, 살을 빼면 거기서부터 지방이 떨어져 나가므로 결과적으로는 배가 홀쭉해진다.

다이어트를 할 때 중요한 것은 헬스클럽에서 복근을 단련하는 일이 아니다. 물론 기구를 사용해 배가 덜덜 떨리게 하는 것도 아니다. 체중을 줄이는 것이다. 체중을 줄이면 그 자체만으로도 온갖 문제가 개선된다. 운동도 나쁘지는 않지만 일단 탄수화물 중독에서 벗어나 체중을 줄여야 한다. 지적인 직장인이라면 이 순서를 헷갈려서는 안 된다.

아침 점심 저녁은 3:5:2 비율로!
저녁을 줄이고 점심을 늘린다

서양에는 '아침은 왕처럼, 점심은 귀족처럼, 저녁은 거지처럼 먹어라'라는 말이 있다. 하루의 활동을 준비하는 아침 식사에서 많은 영양을 섭취하고 남은 일이 자는 것뿐인 저녁 식사는 가볍게 끝내라는 의미로 매우 논리적인 말이라 할 수 있다.

그러나 접대 등이 있는 직장인에게 이런 식생활은 쉽지 않다. 그렇더라도 탄수화물만큼은 이 말을 따랐으면 좋겠다. '밤에는 탄수화물을 일절 먹지 않겠다'라고 마음먹고 그 결심을 실천에 옮기기 바란다. 그렇다고 아침이나 점심에는 왕이나 귀족처럼 탄수화물을 섭취해도 된다는 말이 아니라 밤이 가까울수록 엄격하게 탄수화물을 제한해야 한다는 뜻이다. 밤에 회식 등이 있을 때는 밥이나 달콤한 후식 따위는 못 본 체하자.

아침, 점심, 저녁에 섭취하는 탄수화물 양의 비율을 5 : 5 : 0으로 하겠다는 마음으로 시작한다면 자연스레 그 비율이 3 : 5 : 2 정도로 안정되지 않을까.

The Ultimate Guide to
Developing Healthy Eating Habits

3

지치지 않는
힘을 기르는 식사법

세끼 식사로 신체의 기능을 높인다

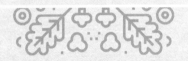

집중력 향상, 졸음 방지, 피로 회복…….
바쁜 사람도 효과를 실감할 수 있는 식사법의 비결은?

뇌의 메커니즘

왜 식사를 하면 좋아질까

뇌의 에너지원은 포도당이다. 그러나 뇌의 기능을 끌어올리기 위해 단것을 섭취하면 오히려 역효과가 나타난다. 일시적인 흥분 상태가 되는 것일 뿐, 뇌의 기능이 향상되지는 않는다. 중요한 것은 과도하게 섭취하고 있는 당을 어떻게 억제하느냐다.

'정신노동에는 당분이 필요하다'면서 하루 종일 단것을 먹는 사람이 있다. 뇌의 유일한 에너지원은 포도당이라는 것이 그 이유다. 약국에서 포도당 식품을 팔고 있는데 포장을 들여다보면 어쩐지 그것을 한입 먹으면 금세 뇌가 생기를 되찾을 듯하다. 운동도 하지 않고 책상에만 붙어 있는 수험생이 그 말을 믿고 탄수화물을 과도하게 섭취하는 버릇을 들이지 않을까 걱정된다.

확실히 뇌는 포도당이 없으면 작동하지 않는다. 그러나 그것은 뇌에 한정된 이야기가 아니다. 우리 몸 전체가 포도당이 없으면 살아갈 수 없도록 만들어져 있다. 그렇기 때문에 더욱 조절하지 않고 그냥 내버려두면 중독에 빠질 만큼 탄수화물을 먹고 싶어진다.

남아도는 포도당이 소변이나 대변으로 배출되는 일 없이 100퍼센트 흡수되어 글리코겐이나 중성지방으로 쌓이는 이유는 위급할 때 그것을 포도당으로 전환해 목숨을 잇기 위함이다. 포도당이 부족하면 지방이 에너지원으로 쓰이는데 그때 케톤체(지방산 등의 불완전한 대사로 생성되는 산물 - 옮긴이)가 생성된다.

뇌는 이 케톤체도 이용할 수 있다. 포도당이 뇌의 유일한 에너지원은 아닌 것이다. 다시 말해 '위급할 때'가 아니면 우리가 포도당 부족 상태에 빠질 일은 없다. 오히려 포도당이 남아도는 실정이다.

앞서 설명한 것처럼 본래 건강한 사람의 혈당치는 70-140 사이이다. 그 상태가 인간의 몸에 가장 알맞고 뇌도 잘 돌아가도록 한다. 그런 인체의 메커니즘을 이해하고 있기에 일본 축구 국가대표 선수도 혈당치를 관리하는 데 힘을 쏟고 있다.

한편 아무것도 모른 채 지친 뇌를 깨우자며 단 음식이나 포도당 식품을 먹어 혈당치가 급격하게 오르락내리락하는 바람에 업무를 제대로 처리하지 못하는 직장인이 많다. 이런 사람이 단것을 먹었더니 머릿속이 말끔해졌다고 느끼는 이유는 급격하게 혈당치가 올라가 도파민과 세로토닌이 분비됨으로써 일시적으로 행복감에 젖기 때문이다.

이는 중독 증상에 해당하며 마약의 효과가 떨어진 중독자가 새롭게 마약을 투여했을 때 일시적으로 기분이 좋아지는 것과 마찬가지다. 물론 실제로 뇌의 작용이 좋아지는 것이 아니라 그렇게 생각될 뿐이다. 오히려 금세 저혈당에 빠지므로 뇌의 기능이 급격하게 저하된다.

의식하지 못하지만 현대의 직장인은 탄수화물을 과도하게 섭취하는 경향이 있다.

- 아무래도 집중력이 떨어진다.
- 좋은 아이디어가 떠오르지 않는다.
- 몸이 나른하고 찌뿌듯하다.
- 금세 졸음이 쏟아진다.

이런 증상이 나타난다면 당분이 부족해서가 아니라 오히려 지나치게 많이 섭취해서다. 이런 사람은 하루라도 빨리 현재의 식생활에 문제가 있음을 깨달아야 한다.

어떤 종류의 일을 하든 더 좋은 성과를 거두고 싶다면 혈당치를 70-140 사이에 안정시켜야 한다. 혈당치가 이 수준을 유지하면서 조금도 오르락내리락하지 않도록 관리하는 것이 중요하다. 이제부터 그 구체적인 방법을 살펴보자.

그림 3-1 **혈당치가 안정되었을 때 뇌 기능이 향상된다**

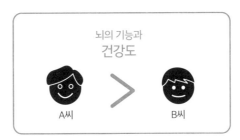

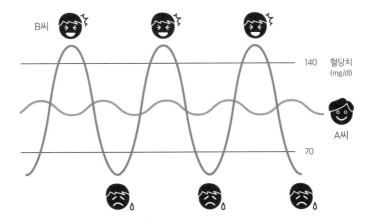

탄수화물은
아침 식사 마지막에!
샐러드, 요구르트 다음으로 먹는다

본래대로라면 아침 식사는 시간을 들여 잔뜩 먹어야 이상적이지만 바쁜 직장인에게는 쉽지 않은 일이다. 그러나 아침을 거르면 점심 전까지 공복이고 그 후 마구 먹어 혈당치가 급상승하게 되므로 무엇이든 먹어둬야 한다. 밥이나 빵, 면류 같은 탄수화물이 먹고 싶으면 아침 식사로 먹는 것이 최선이다. 이제부터 하루 내내 움직일 것이므로 포도당도 사용될 것이다.

'하루에 한 번은 아무래도 흰쌀밥을 먹고 싶다.'

'빵이라면 죽고 못 사는 사람이라 여러 가지 빵을 먹는 것이 유일한 낙이다.'

이런 사람은 아침에 먹도록 하자. 다만 그 경우 갑자기 밥이나 빵부터 입에 넣을 것이 아니라 샐러드나 건더기가 듬뿍 든 된장국, 요구르트 등을 먹고 나서 밥이나 빵을 먹는다. 그렇게만 해도 혈당치의 급격한 상승을 억제할 수 있다.

아침에는 키위, 블루베리가 좋다
탄수화물이 많은 바나나는 금물

과일의 과당은 포도당보다 몸에 쉽게 축적되는 성질이 있어 비만의 원인이 된다. 인간의 몸은 가장 먼저 포도당을 에너지원으로 사용하는데 포도당이 충분할 때 과당은 중성지방으로 바뀌어 체내에 축적된다. 즉 살이 찌는 것이다.

그렇더라도 과일은 미네랄과 비타민이 풍부하므로 소량을 즐기는 정도는 괜찮다. 하루의 시작인 아침에 먹는다면 미네랄과 비타민이 유효하게 활용되고 당분도 쉽게 소비될 것이다.

과일을 먹을 때는 되도록 그 안에 함유된 식이섬유도 함께 섭취한다. 귤이라면 과육을 감싸고 있는 하얀 속껍질까지, 사과라면 껍질을 깎지 않고 그대로 먹는 것이 이상적이다. 식이섬유가 많으면 소화에 시간이 걸리므로 그만큼 혈당치 상승을 막을 수 있다.

이것저것 챙겨먹을 시간이 없는 바쁜 아침에는 키위가 좋다. 비타민C가 풍부하게 들어 있어 키위만 먹어도 하루치 비타민을 모두 보충할 수 있다. 키위는 혈압을 내리는 효과도 기대할 수 있다. 항산화 작용이 탁월한 블루베리도 아침 식사로 추천할 만한 과일이다. 요구르트에 넣어 먹으면 좋다.

참고로 아침에 먹는 과일로 애용되는 바나나는 가장 탄수화물이 많은 과일이다. 바나나는 혈당치를 생각하면 도저히 권할 만한 과일이 아니다. 외국인도 달고 맛있다고 호평하는 일본의 과일은 그만큼 당도가 높다는 점을 명심하고 소량을 섭취하는 선에서 그치자.

22

과일은 주스로 갈아먹으면 살찐다
당분을 과도하게 섭취하게 된다

과일은 그대로 먹는 것이 가장 좋으며 즙을 짜거나 주스로 갈아먹는 것은 좋지 않다. 건강을 위해 매일 아침 신선한 주스를 마시는 습관은 지금 당장 버려야 한다.

고급 호텔에서 내놓을 법한 비싼 생과일주스는 달콤한 과일을 듬뿍 넣어 만든다. 이를테면 오렌지 주스 한 잔을 만드는 데 여섯 개에서 여덟 개의 오렌지를 사용한다. 오렌지는 직접 껍질을 까면서 천천히 먹으면 한 개로 충분할 수 있는데 주스로 갈아먹는 바람에 결과적으로 불필요한 당분을 지나치게 많이 섭취하는 것이다.

게다가 주스를 만드는 기계로 짜면 아까운 식이섬유가 모조리

사라져버린다. 좋은 부분은 없애고 나쁜 부분만 남기기 위해 굳이 시간을 투자할 필요는 없다.

천연 효모, 통밀가루로
만든 빵이 좋다
탄수화물, 각종 첨가물이 가득하다

쌀은 햅쌀, 묵은쌀 차이와 품종에 따라 맛이 다르지만 함유된 탄수화물을 비롯한 영양소는 같다. 백미보다는 현미가 좋지만 그 두 가지는 보기만 해도 차이를 식별할 수 있다.

그러나 빵은 종류별로 차이를 식별하기가 쉽지 않다. 제조 과정에서 다양한 것이 섞여 들어가기 때문이다. 보기에는 단순하게 생겼어도 맛을 내기 위해 소금과 설탕이 상상을 초월한 만큼 많이 들어간 것도 있고 첨가물이 듬뿍 들어간 것도 있다.

일반적인 빵은 치댄 반죽을 발효시킬 때 대개 '이스트 푸드'를 사용한다. 이스트 푸드는 이스트균(빵 효모)의 효율적인 작용을 돕기 위해 인간이 만든 물질로 발암성이 의심된다는 이야기도 있다. 이스트균이 나쁜 것이 아니라 이스트 푸드가 문제라는 의미다.

따라서 빵을 먹을 때는 천연 효모로 발효시킨 것을 고른다. 더불어 정제된 밀가루가 아니라 통밀가루로 만든 빵이 좋다. 통밀가루에는 비타민과 미네랄, 식이섬유가 풍부하여 영양적으로 더 바람직하기 때문이다.

그렇더라도 천연 효모로 발효시키고 통밀가루로 만든 빵을 찾기란 쉽지 않다. 편의점이나 슈퍼마켓에서 그런 빵을 구하기는 더욱 어렵다. 편의점이나 슈퍼마켓에서 파는 유명 회사의 빵은 며칠이고 보존이 가능하다. 직접 빵을 구워 본 경험이 있는 사람이라면 시간이 조금만 지나도 빵에 곰팡이가 핀다는 사실을 알 것이다. 부자연스럽게 며칠이고 보존할 수 있다면 그 빵에는 방부제를 비롯한 수상쩍은 첨가물이 잔뜩 들어 있다는 뜻이다.

빵을 좋아하는 사람이라면 좀 더 까다롭게 고르는 것이 좋다. 적당히 고른 빵을 자주 먹다 보면 자칫 건강을 해칠 수 있다. 편의점이나 슈퍼마켓 혹은 믿을 만한 제과점에 가더라도 성분 표시를 주의 깊게 살피고 비교해본다. 이런 과정을 거치다 보면 천연 효모를 사용한 통밀가루로 만든 빵의 가치를 알게 될 것이다. 결과적으로 건강에 대한 의식도 변하게 된다.

양질의 버터를 고수한다
동맥경화 예방에 좋다

　그림 2-7에서 설명했듯이 빵은 그대로 먹기보다는 지질과 함께 먹으면 혈당치 상승을 막을 수 있다.

　빵에 엑스트라 버진 올리브유를 발라 먹는 것이 가장 좋지만 개중에는 버터가 좋은 사람도 있을 것이다. 버터는 목초만 먹인 소가 생산한 우유로 만든 '그래스-페드 버터(Grass-fed Butter)'를 추천한다. 가격은 높지만 몸에 좋은 불포화지방산이 풍부하게 들어 있어 동맥경화를 예방하는 효과를 기대할 수 있다. 백화점이나 고급 식재료를 취급하는 슈퍼마켓 혹은 인터넷으로 구입할 수 있다. 버터는 빵에 바르기만 하는 것이 아니라 요리에 사용하거나 커피나 홍차에 녹여 섭취하는 방법도 있다.

반면에 마가린은 동맥경화를 진행시키고 심장 질환의 원인이 되므로 피하는 것이 좋다. 한때 마가린은 동물성 단백질인 버터보다 건강에 좋다며 인기를 얻었다. 하지만 지금은 마가린이나 쇼트닝 같은 '트랜스지방산(액체인 식물성 기름을 수소 가공하여 고체로 만든 것)'은 심장병에 걸릴 위험을 높이는 극히 유해한 물질로 밝혀져 서구에서는 엄격하게 규제하고 있다.

하지만 일본에서는 아직 방임 상태에 가까워 다양한 식품에 마가린이 사용되고 있다. 예를 들어 슈퍼마켓이나 편의점에서 파는 빵이나 과자의 성분 표시를 보면 마가린이 제법 높은 비율로 사용되고 있다.

마가린이라고 처음부터 건강을 해치는 물질이었던 것도, 그런 질병을 유행시키려 만든 것도 아니다. 그때는 마가린도 좋은 식품으로 받아들여졌다.

이처럼 음식과 건강에 관한 상식은 수시로 변하며 때로는 정반대로 뒤집히기도 한다. 변화를 미처 깨닫지 못한 채 언제까지나 낡고 그릇된 방법에 집착하거나 과장 광고를 했다며 분개하는 것은 현명하지 않다. 그때그때 최신의 믿을 수 있는 정보 중 진실을 꿰뚫어봐야 한다.

우유보다 두유를 마신다

우유는 발암성이 의심스럽다

　우유에는 유당이라는 탄수화물이 들어 있어 그 나름대로 혈당치를 올린다. 우유를 과도하게 섭취한 것이 제1형 당뇨병(췌장에서 인슐린이 분비되지 않아 생기는 당뇨병. 인슐린이 분비되지만 인슐린의 작용이 원활하게 이루어지지 않아 생기는 당뇨병을 제2형 당뇨병이라 한다. - 옮긴이)의 원인이 되었다는 연구 결과도 있다.

　본래 우유는 방목하여 자연의 목초를 먹고 자란 소에서 얻는 것이 이상적이지만 현실적으로는 대량 생산을 위해 좁은 우사에 가둬놓고 밀이나 옥수수 등의 사료를 먹여 기른 소에서 얻고 있다. 사료가 유전자가 조작된 외국의 곡물일 가능성도 있다.

그런 영향이 생산물인 우유에 미치지 않는다고 보기 어려우며, 그렇게 생산된 우유를 과도하게 섭취한 것이 아토피나 천식을 비롯한 다양한 질환의 원인이 된다는 주장도 있다. 특히 대장암과의 관계가 의심을 받고 있다. 이런 설이 아직 결론이 난 것은 아니지만 확실히 부정할 수도 없다. 부정할 수 없는 한 우유는 많이 먹지 않는 편이 낫다.

대다수 사람들이 우유를 마심으로써 칼슘을 섭취하여 골다공증을 예방할 수 있기를 바랄 것이다. 그런데 칼슘을 흡수하려면 마그네슘이 꼭 있어야 하는데, 우유에는 마그네슘이 거의 들어 있지 않아 기대하는 효과를 얻을 수 있을지 의심스럽다.

이런 이유로 나는 우유보다 두유를 추천한다. 항산화 작용을 하는 이소플라본이 풍부한 콩으로 만든 두유는 100점 만점을 줄 만큼 우수한 식품이다. 이소플라본은 여성의 갱년기 장애에도 효과가 있다고 밝혀졌다.

참고로 나는 역시 항산화 작용을 하는 카테킨이 풍부한 말차를 섞어 '말차 두유'를 만들어 먹는 것을 좋아한다. 굳이 말차를 구입하지 않아도 된다. 보통의 찻잎을 분쇄기나 절구로 갈아서 200밀리리터 두유에 한 숟가락 섞으면 완성된다. 차갑게 마셔도 맛있고 뜨겁게 마셔도 맛있으므로 꼭 시도해보기 바란다.

요구르트는 조금씩 매일 먹는다
자신에게 맞는 종균의 제품을 선별한다

요구르트는 우유로 만들지만 그 제조 과정에서 유당이 분해되기 때문에 우유를 마실 때보다 혈당치가 크게 올라가지 않는다. 다만 주된 성분이 우유이니 만큼 콜레스테롤을 높이는 것으로 밝혀졌다. 특히 장수 지역으로 손꼽히는 코카서스만의 카스피해 유산균으로 만든 요구르트가 그런 특성이 강하다고 한다.

앞서 말했듯이 식품에서 섭취하는 콜레스테롤은 대수롭지 않은 양이지만 평소에 동맥경화 등이 신경 쓰인다면 많이 먹지 않는 것이 좋다.

요구르트의 우수한 점은 장내 세균의 균형을 조절해준다는 것이다. 장내 세균의 상태가 좋으면 쾌변이 유지되고 다양한 질병에 걸릴 위험이 줄어든다. 이런 효과를 기대한다면 한 번에 다량을 먹는 것보다 매일 조금씩 먹는 습관을 들이는 것이 바람직하다. 구체적으로는 하루에 100그램 전후가 좋다.

　요구르트는 우유에 종균을 섞어 발효시킴으로써 만들어지는데, 시판되는 요구르트는 제품에 따라 사용되는 균이 다른 만큼 궁합이란 것을 따져볼 필요가 있다. A라는 제품이 B라는 사람에게 쾌변과 건강을 안겼다고 해서 C라는 사람에게도 같은 효과를 나타낸다고 단언할 수는 없다. 장내 세균의 분포가 사람마다 다르기 때문이다.

　그렇다고 자신의 장내 세균을 조사할 수도 없는 노릇이므로, 여러 가지 요구르트를 약 2주 동안 마셔보고 뱃속 상태가 좋다고 느낀 제품을 선택한다.

달걀의 콜레스테롤은
극히 미량이다

음식의 영향은 10퍼센트에 불과하다

우유와 나란히 달걀도 콜레스테롤 함량이 높은 식품으로 알려져 있다. 지금까지 달걀은 콜레스테롤 수치가 높은 사람에게 금기 식품으로 여겨졌다. 특히 심근경색 질환을 앓는 환자가 많은 미국에서 이런 경향이 두드러지게 나타났다.

그러나 최근 연구 결과 콜레스테롤은 90퍼센트가 간에서 만들어지며 음식에서 얻는 것은 10퍼센트에 지나지 않는다는 사실이 밝혀졌다. 지금은 미국에서도 달걀을 삼가라는 말은 하지 않는다. 다시 말해 간에서 콜레스테롤이 쉽게 만들어지는 체질이 있다는 이야기다.

달걀은 영양적으로 우수한 식품이므로 건강한 사람이라면 하루에 한 개, 콜레스테롤 수치가 높은 사람도 이틀에 한 개꼴로 먹는 것이 좋다. 콜레스테롤 수치가 높다면 음식을 두고 걱정하기보다 혈관 관련 질환에 대한 정밀 검사를 받아볼 필요가 있다.

가공육은 가급적 삼간다
방부제, 발색제 등도 들어 있다

얇은 햄에 달걀을 얹어 프라이팬에 굽는 햄에그는 많은 사람이 즐겨 먹는 아침 메뉴 중 하나다. 하지만 햄이나 베이컨, 소시지 같은 가공육을 매일 아침 습관처럼 먹었다면 이제 그만두자. 세계보건기구가 이런 가공육에 발암성이 있다는 사실을 인정했다. 그런데도 이 사실이 일본에서 그다지 화제가 되지 않는 까닭은 대기업을 지켜야 하는 정부의 비밀스런 입장 때문일 것이다.

시판되고 있는 대다수 가공육에는 보존을 위한 방부제, 먹음직스럽게 보이도록 하는 발색제 등 위험한 물질이 들어 있다. 특히 아질산염이라는 발색제는 발암성이 있다는 사실이 분명하게 밝혀졌다.

무농약 채소를 취급하는 전문 슈퍼마켓에서 이런 첨가물이 들지 않는 가공육을 판매하고 있다. 그런 제품을 보면 갈색빛이 감돌아 그다지 먹음직스럽게 보이지 않지만 그것이 가공육 본연의 색이다. 예쁜 분홍색 가공육이야말로 이상한 식품임을 명심하자.

단맛을 원하면 벌꿀을 사용한다
항산화 작용을 하는 건강식품

벌꿀은 단맛을 원할 때 손쉽게 사용할 수 있는 식품이다. 예로부터 전 세계인이 섭취해온 자연의 산물이다. 흥미롭게도 연꽃, 아카시아, 귤, 칠엽수 등 꿀벌이 앉는 꽃의 종류에 따라 꿀의 색과 향기, 맛이 달라진다.

어떤 꿀이든 설탕에는 없는 항산화 작용을 촉진하는 성분이 들어 있어 적당히 섭취하면 건강을 유지하는 데 도움이 된다. 여기서 '적당한 양'이 중요한데, 아무리 좋은 성분이 들어 있다 하더라도 과식하면 혈당치가 올라가 '비만→노화→질병'의 악순환에 빠질 수 있다. 하루에 티스푼으로 1-2술 정도 먹는다면 적당할 것이다.

　최근 오스트레일리아의 자라나무 꿀과 뉴질랜드의 마누카 꿀이 주목받고 있다. 둘 다 높은 살균력이 좋고 항상화 작용을 촉진하는 것으로 알려졌다. 나는 매일 아침 자라나무 꿀을 티스푼으로 한술 먹는다.

왜 점심을 먹고 나면 졸릴까
일품요리는 저혈당 상태에 빠뜨린다

점심을 먹으면 어김없이 졸린다는 사람이 있다. 점심으로 오후 업무를 위한 에너지를 충전하려 했는데 도리어 역효과가 난 것이다. 이것은 점심에 탄수화물을 듬뿍 섭취하는 바람에 치솟은 혈당치가 반동으로 훌쩍 떨어져 저혈당 상태에 빠졌기 때문이다.

이런 현상을 일으키는 대표적인 음식이 소고기덮밥이나 라면 같은 일품요리다. 우동, 메밀국수, 파스타, 카레라이스, 초밥 같은 요리도 마찬가지이지만 반찬이나 곁들이는 음식이 없는 일품요리는 대부분 밥이나 면류이며 탄수화물이 주된 성분을 차지한다.

게다가 오직 그 요리만을 먹으니 결과적으로 식사를 빨리 마치게 된다. 다량의 탄수화물을 금방 먹어치우면 어떻게 될까? 한 그릇 더 먹는 것이 다반사다. 참고로 카레라이스는 카레가루에도 밀가루가 쓰여 탄수화물이 가득하다. 초밥은 밥에 설탕까지 뿌린다.

평소에 탄수화물을 피하고, 특히 일에 집중하고 싶을 때일수록 탄수화물을 억제하면서 잘 씹어 천천히 먹는 습관을 들이자. 잠을 제대로 잤는데도 낮에 졸린다면 탄수화물의 과식이 원인일지 모른다.

직원 식당에서 한 끼를 먹건 외식을 하건 점심 식사는 반찬이 딸린 정식으로 선택하는 것이 좋다. 덮밥 같은 일품요리는 피한다. 꼭 밥과 국이 있는 정식을 고집할 필요는 없다. 양식당에서도 곁들이나 샐러드가 딸려 나오는 세트 메뉴를 주문할 수 있다.

주문한 음식이 나왔다면 눈앞의 접시들을 훑어보고 일단 채소류부터 먹는다. 다음으로 육류나 생선 같은 단백질 중심의 반찬을 먹고 밥이나 빵은 맨 마지막으로 돌린다. 가능하면 음식을 남기며, 남기는 것이 싫다면 처음부터 '밥은 반만 주세요'라고 말한다.

하나하나 따져가며 먹는 것이 성가실 수 있지만 습관이 되면 아무렇지도 않다. 지금까지 점심을 일품요리로 뚝딱 해치웠던 사람이 이런 방식으로 점심을 먹게 되면 체중이 빠지고 몸 상태도 좋아진다. 속는 셈치고 일단 한번 해보자.

과자 빵은 수명을 갉아먹는다

이스트 푸드, 마가린이 가득하다

낮에 편의점에 가면 과자 빵을 사는 직장인을 쉽게 볼 수 있다. 그것이 점심인 듯하다. 어느 30대 남성은 매일 아침 편의점에 들러 소시지나 치즈가 든 짭짤한 빵과 대니시 페이스트리나 단팥빵 같은 달콤한 빵을 하나씩 사들고 회사에 가서 점심으로 그것을 먹는다고 한다. 걱정스러워하는 내게 도리어 그는 짠맛과 단맛의 조화로 맛의 균형까지 이룬다고 의기양양하게 말했다.

달건 짜건 과자 빵은 탄수화물 덩어리다. 우리 병원 환자가 직접 혈당치를 측정한 결과 과자 빵은 하나같이 혈당치를 급격하게 올리는 것으로 나타났다. 특히 멜론빵(빵 반죽 위에 과자 반죽을 얹어 구운 멜론 모양의 빵 - 옮긴이)은 그 위력이 어마어마하다. 게다가 편의점에서 판매하는 빵의 성분 표시를 보면 발암성이 있는 이스트푸드나 동맥경화를 촉진하는 마가린이 사용될 뿐 아니라 방부제도 들어 있다.

과자 빵은 수명을 재촉하는 음식이다. 건강을 생각한다면 미련 없이 멀리하자.

왜 잘 씹고 천천히 먹어야 할까

한입에 서른 번 씹어 먹는다

직장의 점심시간은 대개 1시간으로 정해져 있다. 그러나 보통은 15분 만에 후딱 해치우고 마는 것이 현실이다. 바쁘다 보니 빨리 먹는 습관이 몸에 배기 쉽지만 건강을 생각한다면 적어도 30분에 걸쳐 먹는 습관을 들여야 한다. 한입에 서른 번 씹는 것이 이상적이다. 잘 씹음으로써 음식이 침에 들어 있는 소화 효소와 섞인다.

시간을 들여 천천히 씹다 보면 뇌의 만복중추에 슬슬 배가 부르다는 신호가 전달된다. 빨리 먹는 사람은 그 신호가 뇌에 다다르기도 전에 식사를 끝내버리기 때문에 밥을 더 많이 먹게 된다.

빨리 먹는 사람과는 되도록 점심을 같이 먹지 않는 것이 좋다. 주변에서 빨리 먹더라도 꿋꿋하게 천천히 잘 씹어 먹는 습관을 지켜나가자. 중요한 건강을 위해서라면 다른 사람의 눈치를 볼 필요가 없다.

점심을 먹고 나서 20분간 걷는다
식후의 휴식은 살찌는 지름길

앞서 말했듯이 식후에 바로 운동을 하면 혈당치 상승을 억제할 수 있다. 이때의 운동이란 '올라간 혈당치를 낮추는' 것이 아니라 '혈당치가 처음부터 올라가지 않도록' 하는 역할을 한다.

혈당치를 관리하기 위해서라도 식후에 바로 운동을 하는 것이 좋다. 점심시간 1시간 중 주문한 음식이 나오기까지 10분. 그것을 천천히 씹어 30분 동안 먹는다면 남은 시간은 20분이다. 그 시간 동안 빠른 걸음으로 걸으면 혈당치 상승을 억제할 수 있다. 회사 근처를 걸어도 좋고 회사로 돌아와 계단을 오르내리는 것도 효과적이다. 특히 탄수화물이 많은 음식을 먹었을 때는 식후에 바로 운동을 해야 한다.

　예전에는 소화를 위해 식후에는 느긋하게 쉬어야 한다는 것이 정설이었다. 그러나 식후에 움직이지 않고 쉰다면 씨름 선수처럼 점점 살이 찌고 말 것이다. 지금은 식후에 바로 운동하는 것이 좋다는 것이 정설이다. 20분 정도 걷거나 계단을 오르내림으로써 다리와 허리를 단련하고 다이어트도 하는 것이 현명하다.

탄수화물은 지질과 함께 먹는다

올리브유를 듬뿍 넣은 파스타가 몸에 좋은 이유

일품요리는 피하고 되도록이면 정식을 먹겠다고 다짐했지만 그것이 어려울 때가 있다. 이를테면 후배에게 점심을 사겠다고 했는데 파스타가 좋다고 하면 어떻게 해야 할까? 모처럼 후배와 소통의 시간을 가질 참인데 "탄수화물은 좀 그런데……"라고 말하기는 어려울 것이다.

이럴 때는 메뉴 선택으로 승부를 걸어야 한다. 그림 2-7에서 소개한 연구를 떠올려본다. 빵은 단독으로 먹을 때보다 지질과 함께 먹을 때 혈당치가 오르지 않았다. 특히 엑스트라 버진 올리브유의 효과는 절대적이었다.

지질의 효과는 빵뿐 아니라 온갖 탄수화물 식품에도 적용된다. 파스타를 먹을 경우 올리브유를 섭취할 수 있는 메뉴로 선택하면 혈당치의 상승을 억제할 수 있다. 산뜻한 풍미의 일본식 파스타보다 이탈리아 사람들이 좋아할 법한 파스타에 더 많은 올리브유가 사용될 것이다.

올리브유가 들어간 메뉴를 고를 때는 초보자가 섣불리 판단하기보다 점원에게 직접 물어보는 것이 좋다. 혹은 테이블 위에 올리브유가 놓여 있다면 그것을 사용해도 좋다. 식초도 혈당치를 낮추는 것으로 알려져 있으므로 중국 음식점에 가면 단무지에 식초를 듬뿍 쳐서 먹자.

'올리브유를 뿌리면 칼로리가 올라가 살이 찔 것이다'라든가 '식초를 뿌려 본들 그 자체의 칼로리는 변함없지 않을까' 하는 생각은 고정관념이다. 이런 칼로리 신앙은 대사 과정에서 인간의 몸에 어떤 일이 일어나는지를 규명하는 생화학에 대해 문외한인 사람이 하는 말이다. 그런 케케묵고 그릇된 통념에 휘둘리지 말고 최신의 과학적 근거에 기초한 지적인 방법으로 식사를 조절하자.

출출하면 견과류를 먹는다
공복을 참는 것보다 조금씩 먹는 것이 좋다

직장인이 저녁을 먹을 때쯤이면 대개 밤 8시 가까운 시간이다. 점심을 먹고 나서 시간이 한참 지난 탓에 공복이 덮친다. 지금까지 말했듯이 공복 상태에서 걸신들린 듯이 먹기보다 조금씩 자주 먹을 때 혈당치가 덜 올라간다. 그러므로 저녁을 먹기 전까지 마냥 배를 곯리지 말고 무언가를 먹어두자.

주먹밥이나 샌드위치, 과자 같은 음식은 탄수화물 덩어리이므로 피해야 한다. 출출하다 싶으면 신석기인을 본받아 견과류를 먹자. 혈당치를 올리지 않고 비타민, 미네랄, 단백질 등 이상적인 영양소를 공급할 수 있다.

아예 책상 서랍에 양질의 견과류를 상비해두는 것도 좋다. 견과류를 고를 때는 생산지를 확인하고, 곰팡이나 첨가물, 염분 유무도 따져보자.

견과류 외에 치즈나 생선 통조림도 권장할 만하다. 최악은 달콤한 음료와 과자다. 이런 음식은 철저하게 멀리해야 한다.

잠들기 4시간 전에는 먹지 않는다

소화, 흡수에는 4시간이 걸린다

저녁 식사는 잠들기 4시간 전에 마치는 것이 이상적이다. 우리 몸은 먹은 것이 완전히 소화, 흡수되기까지 약 4시간이 걸리기 때문이다.

입에서 잘게 부서져 소화 효소와 섞인 음식물은 위로 보내진다. 피에이치 1.5의 강산성 위액이 1회 식사에 500시시 정도 분비되어 밥과 같은 탄수화물은 2시간 이상, 육류와 생선은 3시간 이상에 걸쳐 조금씩 소화시킨다. 그 후 십이지장에서 알칼리성 췌액(이자액)과 섞여 중화되고 소장에서 흡수되기까지 4시간 이상 걸린다.

이런 과정을 무시하고 저녁을 먹자마자 잠을 자면 소화 불량이 되어 다음 날 아침 위 부근이 묵직하니 불쾌한 증상이 나타난다. 또 몸을 움직이지 않으면 포도당이 쌓여 비만으로 이어진다. 건강을 생각한다면 잠들기 전 4시간은 아무것도 먹지 않는 것이 좋다.

참고로 위에서 음식물이 소화되는 평균적인 시간은 다음과 같다.

- 밥: 2-3시간
- 살코기(단백질): 4-5시간
- 고기 지방(지방): 7-8시간

저녁은 반찬을 중심으로 먹는다
탄수화물 없이 저녁 먹는 방법

살찐 사람은 대부분 밤에 탄수화물을 잔뜩 먹는다. 아침이나 점심은 밥이나 빵, 면류 같은 음식을 먹는다 하더라도 저녁에는 되도록 먹지 않도록 한다.

탄수화물 없이 저녁 먹기는 술꾼이라면 간단히 해결할 수 있을 것이다. 선술집에서 닭 꼬치구이(양념 구이가 아닌 소금구이)나 회, 냉 두부, 풋콩, 견과 등 단백질이 풍부한 안주를 곁들여 와인이나 소주를 마시면 그만이다.

맥주와 청주는 탄수화물이 많으므로 가급적 피하고, 탄수화물이 전혀 들어 있지 않은 증류주나 쌉쌀한 맛의 화이트와인, 폴리페놀이 풍부한 레드와인으로 바꾼다. 안주에 채소가 있으면 더욱 좋으며 뿌리채소류는 좋지 않다는 사실을 기억해두기 바란다.

선술집뿐 아니라 프랑스 식당이나 이탈리아 식당, 중국 식당도 괜찮다. 육류, 생선, 잎줄기채소를 사용한 음식이라면 뭐든 먹고 와인이나 증류주를 마시고 밥, 빵, 면류는 남기면 된다.

이처럼 나는 술은 권장하는 편이지만 술자리가 파할 무렵 생각나는 해장 라면은 주의하라고 당부하고 싶다. 취하면 그만 긴장이 풀려 '따끈한 라면이라도 한 그릇 먹고 갈까?' 하는 생각이 든다.

그렇게 먹는 라면은 확실히 맛있다. 하지만 그때는 만족하더라도 어김없이 살이 찌고 염분이 많은 탓에 혈압도 올라간다. 다음 날 아침에 위도 부대끼니 좋은 점이라고는 하나도 없다. 탄수화물을 제한하느라 기울였던 노력을 한순간에 허사로 만들어서는 안 된다.

전골 같은 냄비 요리를 먹은 후에 남은 국물로 우동을 먹거나 죽을 끓여 먹는 것도 좋지 않다. 냄비 요리는 채소나 두부 같은 재료를 많이 먹을 수 있으므로 추천하지만 탄수화물은 금물이다.

이런 저녁 식단에 대해 가족의 이해를 구하지 못했다면 직접 만들어 먹으면 된다. 어린아이가 있다면 아무래도 카레라이스 같은 음식이 식탁에 오르기 쉽다. 이런 환경에서 탄수화물을 뺀 식사를 따로 만들어달라고 요구하기는 어렵다. 자신의 건강은 스스로 지킨다는 의식이 절실히 요구된다.

초보자라면 냄비 요리부터 시작해보자. 자그마한 냄비를 준비하고 거기에 육류나 생선, 두부, 채소를 넣는 정도의 요리는 누구나 할 수 있다.

염분 섭취량을 줄인다
야생의 미각을 깨운다

　선술집에서 술을 마시면서 함께 먹는 안주에서 유일하게 걱정되는 것이 염분이다. 염분을 과도하게 섭취하면 혈압이 올라가고 간기능이 떨어진다.

　일본인은 전 세계에서 염분 섭취량이 많기로 손꼽히는 민족이다. 그런 사람들을 만족시키려다 보니 식당 음식들은 대개 짠맛이 강하다. 선술집에서도 젓갈 같은 안주는 염분이 지나치게 많이 들어 있다. 따라서 이런 음식은 가급적 피하고 회를 먹을 때도 간장을 많이 묻히지 않도록 주의한다.

　무심코 간장이나 소금을 많이 사용하고 있다면 혀가 마비되었

지치지 않는 힘을 기르는
식사법

다는 증거므로 그것부터 바로잡아야 한다. 싱거운 맛에 익숙해지면 혀가 식재료 본연의 맛을 느낄 수 있는 데다 불필요한 첨가물이 들어 있다는 사실도 알게 된다. 강한 맛에서 벗어나 선조에게 물려받은 야생의 미각을 깨우자.

와인이나 증류주는
혈당치를 낮춘다
탄수화물이 많은 맥주, 청주는 피한다

인종적으로 볼 때 백인이나 흑인은 대부분 알코올을 분해하는 아세트알데히드탈수소효소(ALDH)를 갖고 있다. 하지만 일본인은 이것이 전혀 없어 술을 아예 마시지 못하는 사람이 4퍼센트, 갖고 있긴 하지만 그 양이 극히 적은 사람이 40퍼센트 비율로 존재한다. ALDH가 소량 있는 사람은 술을 어느 정도 마실 수는 있지만 금세 얼굴이 붉어진다.

이처럼 서구에 비해 일본에는 술에 약한 사람이 많기 때문인지 여전히 '술을 먹지 않는 것이 건강에 좋다'라는 풍조가 만연하다. 의사도 아무런 근거 없이 술을 삼가라고 권하는 일이 다반사다.

최근 세계보건기구 산하 국제암연구소(IARC)는 음주를 1군 발암 요인(사람에게 암을 일으킬 수 있는 명백한 발암 물질)으로 규정했다. 음주로 인해 발생 위험이 증가하는 암으로 구강암, 인후암, 후두암, 식도암, 간암, 유방암, 직장·대장암을 제시한 바 있다. 알코올 자체가 인슐린 저항성을 초래하고 췌장에 손상을 주어 당뇨병을 유발할 수 있다.

지나친 음주는 몸에 부담을 줄 수 있지만 하루에 와인 한두 잔 정도는 권할 만하다. 술을 마셔도 혈당치가 올라가지 않고 살이 찌지 않는다는 과학적인 근거도 있다. 처음에는 우연히 발효가 일어났으리라 생각되지만 오랜 옛날부터 어느 땅에서든 사람들은 술을 마셨다. 신석기인도 어떤 종류든 술을 마셨을 것이므로 그 습관을 잇는 것은 당연한 일이다.

특히 강력한 항산화 작용을 하는 폴리페놀이 풍부한 레드와인, 살이 빠지는 효과가 있는 쌉쌀한 맛의 화이트와인을 요리에 맞춰 마셔보자. 반면에 맥주나 청주, 중국의 사오싱주 등은 탄수화물을 많이 함유하고 있으므로 피하는 것이 좋다.

술을 마실 때 걱정되는 것이 그 언짢은 뒤끝이다. 특히 ALDH가 적은 사람은 주의하지 않으면 머리가 아프거나 구역질이 나고 다음 날은 숙취에 시달린다. 이런 사람들은 술을 마실 때 물을 함께 마실 것을 권한다. 물을 마시면 그만큼 혈중 알코올 농도가 낮아지기 때문이다. 또 술을 마시면서 화장실을 자주 가게 되어 알코올이 빨리 배출된다.

나는 저녁 식사 때 화이트와인을 자주 마시는데 피처에 1리터쯤 되는 물을 담아놓고 마신다. 그 덕에 이튿날 숙취로 고생하는 일이 없다.

달콤한 음식은 야식으로 금물

저혈당 발작을 일으킬 수 있다

이제 곧 마흔 줄에 접어드는 내 지인은 지독하게 단것을 좋아한다. 그는 술을 못 마시기도 해서 저녁을 먹고 나면 차와 함께 화과자를 즐긴다. '이왕 먹는 거 좋은 걸 먹자'며 고급 화과자점에서 양갱이나 모나카, 만주 같은 과자를 사들인다.

애초에 단것을 좋아하는 사람이었는데 최근 업무 스트레스가 쌓이자 섭취량이 더 늘었다. 늦은 시간에 찹쌀떡과 단팥빵을 먹고 바로 양치질을 하고 잠드는 날들이 이어지자 점점 살이 찌는 동시에 잠도 얕아졌다. 잠이 들었나 싶다가도 얼마 지나지 않아 속이 거북해 잠을 깨고 마는 것이다.

한밤중에 저혈당 발작을 일으킨 것으로 보인다. 밤중의 저혈당 발작은 젊은 여성들 사이에서 흔히 볼 수 있는 증상으로 대개 잠들기 전에 탄수화물을 듬뿍 섭취한 것이 원인이다.

양질의 수면을 취하는 것은 건강을 위해서도, 업무 성과를 위해서도 꼭 필요한 일이다. 이를 위해서는 취침 전에는 당류와 탄수화물의 섭취를 삼가는 것이 좋다.

자기 전에 허브티를 마신다

불면과 노화 방지에 좋다

수면 중에는 상상 이상으로 많은 땀을 흘려 혈액이 진해지기 쉬우므로 자기 전에는 반드시 물을 한 잔 마신다.

그 밖에 휴식 시간에 즐길 만한 음료로는 허브티가 있다. 널리 알려진 것처럼 로즈마리, 캐모마일, 라벤더, 페퍼민트 등은 진정 효과가 있어 불면에도 효과적이므로 저녁 식사 후에 마시기에 안성맞춤이다. 노화의 원인인 AGE도 억제해준다. 요즘은 전문점도 늘어 원하는 효능이나 향을 말하면 그 자리에서 여러 가지를 섞어 차를 만들어준다. 혹은 여러 종류의 차를 사놓고 그날의 기분에 맞춰 직접 섞어 마시는 재미를 느껴보는 건 어떨까.

중요한 것은 하루 일과를 마무리하면서 마음의 여유를 찾는 시간을 가질 필요가 있다는 점이다. 자판기에서 굴러나온 음료가 아니라 정성껏 우린 허브티로 바빴던 하루를 마무리하는 것이다. 이런 여유가 있다면 내일의 식사도 중요하게 생각할 수 있지 않을까.

The Ultimate Guide to
Developing Healthy Eating Habits

4

늙지 않는
식사법

외모, 기력, 체력을 유지하고 젊음을 되찾다

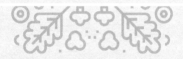

피로감, 권태감, 주름, 기미, 여드름을 멀리하고
언제까지나 아름답게, 활기차게 지내려면?

노화의 메커니즘

왜 늙을까

인간은 태어날 때부터 늙기 시작한다. 그때 몸속에서는 어떤 일이 일어나는 걸까? 최근 크게 주목받고 있는 노화 현상의 주범인 AGE와 우리 몸을 좀먹는 '산화'와 '당화' 현상이란?

우리가 살아가는 데 꼭 필요한 것이 포도당과 산소다. 둘 중 하나라도 없으면 우리는 목숨을 잃는다. 그러나 얄궂게도 포도당과 산소야말로 우리를 노화에 이르게 하는 주된 원인이기도 하다. 포도당과 산소가 결합함으로써 물과 이산화탄소와 에너지가 생성된다. 이 과정에서 포도당이 원인인 '당화', 산소가 원인인 '산화'라는 나쁜 작용이 일어난다.

당화와 산화는 둘 다 우리 몸을 여기저기 손상시키고 노화시킨다. 살아 있는 것 자체가 당화와 산화의 원인이 되므로 생각해보면 우리는 울음을 터뜨리며 태어난 그 순간부터 늙기 시작한다고 할 수 있다.

산화는 오래전부터 알려져 있었으며 한마디로 '몸이 녹스는 상태'라고 할 수 있다. 껍질 벗긴 사과를 방치하면 표면이 갈색으로 바뀌는 것은 산소와 닿음으로써 산화가 일어나기 때문이다. 이와 같은 일이 끊임없이 산소가 들어오는 우리 몸에서도 일어난다.

한편 산화 이상으로 문제시되는 당화는 '몸이 탄 상태'라고 생각하면 된다. 탄수화물이 가득한 팬케이크를 노릇노릇 구우면 식욕을 돋우는 맛있는 냄새가 나지만 실제로는 노릇노릇해지는 것이 좋은 현상은 아니다. 이것이 바로 당화이며 우리 몸에서도 같은 일이 벌어지고 있다.

당화는 단백질이나 지질이 포도당과 결합함으로써 품질과 성능이 떨어지는 반응을 말한다. 단백질이나 지질이 포도당과 결합하면 AGE(최종당화산물)라는 나쁜 물질이 생긴다. 나중에 설명하겠지만 AGE야말로 온갖 질병과 노화 현상의 주범이다.

AGE는 단백질이나 지질이 포도당과 결합해 생기는 물질이지만 우리 몸은 수분을 제외하면 대부분 단백질과 지질로 이루어져 있다. 이 점을 생각하면 포도당이 남아도는 상황이 얼마나 좋지 않은지 이해할 수 있을 것이다.

게다가 AGE는 단백질이나 지질을 변성시킨다. 이를테면 피부의 콜라겐이 변성을 일으켜 주름이나 기미를 만들고 혈관의 단백질이 변성되면 혈관이 딱딱해지고 쉽게 터진다. 말하자면 동맥경

그림 4-1 **노화의 메커니즘**

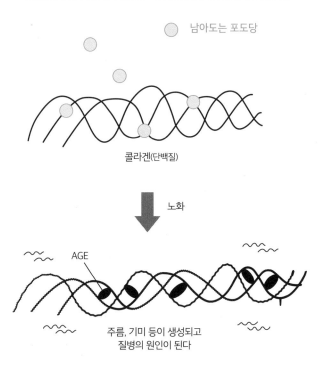

콜라겐 섬유 세 가닥이 서로 얽혀 있는 구조
(강도와 탄력을 유지하기 위해)

남아도는 포도당

콜라겐(단백질)

노화

AGE

주름, 기미 등이 생성되고
질병의 원인이 된다

AGE는 두 가닥의 콜라겐 섬유 사이에 생기기 때문에
비생리적 가교라고 표현한다.
이것이 생기면 강도가 약해지고
탄력성도 떨어져 쉽게 터지게 된다.

화를 일으키는 것이다. AGE가 쌓인 상태인 검버섯이나 기미는 피부의 그을음인 셈이다.

또 AGE가 발생한 사실을 감지하여 대식세포(macrophage, 동물의 체내 모든 조직에 분포하는 면역 담당 세포-옮긴이) 등에서 AGE와 결합하는 수용체가 만들어짐으로써 세포에 염증을 일으킨다. 이런 만성적인 염증은 온갖 질병의 원인이 된다.

AGE는 이처럼 체내에서도 만들어지지만 한편으로 식품에도 포함되어 있다. 특히 노릇노릇 타서 그을린 음식에 많이 들어 있다.

참고로 당뇨병 검사에서 측정하는 헤모글로빈 A1c는 AGE의 초기 반응 물질이다(초기당화물질). 포도당이 단백질이나 지질과 결합한 찌꺼기를 측정함으로써 과거 1-2개월에 혈당치가 어느 정도였는지 알 수 있다.

혈당치 때문에
살찌고 늙고 병든다
비만 식생활이 노화와 질병의 원인

우리 몸은 포도당과 산소를 결합시켜 에너지를 만들어내는데 그 과정에서 당화와 산화가 동시에 일어난다. 동시에 일어난다는 것은 동시에 악화도 되고 반대로 동시에 예방도 가능하다는 말이다. AGE가 늘어나지 않도록 주의함으로써 당화는 물론 산화도 억제할 수 있다. 다시 말해 노화를 늦출 수 있다.

AGE에 대해서는 최근 몇 년 사이 극적으로 연구가 진전되어 그 유해성이 명확히 밝혀졌다. 1970년 이후 발표된 많은 논문에서 AGE가 혈관, 신장, 근육, 콜라겐의 손상을 초래한다고 보고되었고, 그 후에도 다양한 연구기관에서 AGE와 온갖 질병의 관련성을 잇달아 지적했다.

'당뇨병 환자는 건강한 사람보다 혈관이 10년 일찍 늙는다'라고 하는 까닭은 대개 AGE가 높아 염증을 일으키고 혈관 벽을 약화시키기 때문이다. 노폐물을 걸러내는 신장의 막에 AGE가 들러붙음으로써 막에 구멍이 생겨 소변에 알부민이라는 단백질이 섞여 나오고, 곧이어 심각한 당뇨병 신증(당뇨병 때문에 신장 안의 모세관, 세뇨관 따위가 상하여 단백뇨가 나오는 병 - 옮긴이)이 발병한다. 알츠하이머병 환자의 뇌에는 노인반이라 불리는 반점이 있는데 거기에 AGE가 잔뜩 쌓여 있다는 사실도 밝혀졌다. 파킨슨병 환자의 중뇌에는 루이소체(lewy body)라는 물질이 생기는데 거기에도 AGE가 존재한다.

이탈리아 토스카나 지방에서 65세 이상 남녀 1013명을 대상으로 조사한 결과 AGE가 많은 사람일수록 사망률이 높은 것으로 밝혀졌다. 앞서 당뇨병이 있으면 온갖 질병의 발병률이 높아진다고 했지만, 정확하게 말하자면 당뇨병이 온갖 질병을 만들어내는 것이 아니라 당뇨병에 걸릴 만한 상태(혈당치가 높아 AGE가 만들어지기 쉬운 상태)가 온갖 질병을 야기한다.

이 대목에서 혈당치가 오르면 살이 찐다는 사실을 떠올릴 필요가 있다. 다시 말해 비만을 초래하는 식생활이 노화와 질병의 원인이다. '비만→노화→질병'의 악순환에서 벗어나려면 식생활을 바꿀 수밖에 없다.

그림 4-2 **AGE가 미치는 나쁜 영향① 단백질, 지질의 변성**

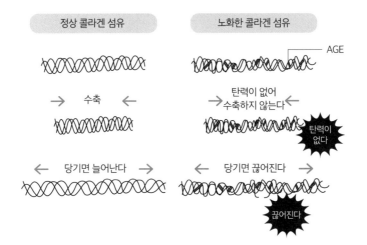

그림 4-3 **AGE가 미치는 나쁜 영향② 염증 반응의 야기**

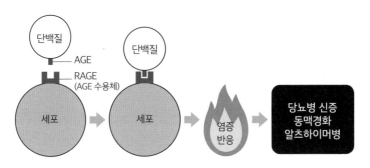

출처: 『닥터 마키타의 신 아름다운 피부 상식 테스트 40(Dr. 牧田の新·美肌常識テスト40)』(주부의 벗)

늙고 싶지 않다면
AGE를 줄인다

AGE가 많은 식품과 조리법을 파악한다

AGE는 식품에도 들어 있다. 식재료의 단백질이나 지질이 포도당과 결합하면 거기서 AGE가 생긴다.

몸속의 AGE를 조절하기 위해서는 식생활에서 주의해야 할 점이 두 가지가 있다. 하나는 몸속에서 AGE를 생성시키는 식사를 피해야 한다는 점이다. 포도당이 남아돌도록 만드는 탄수화물을 과잉으로 섭취하지 않도록 주의한다. 다른 하나는 애초에 AGE가 많은 음식을 멀리해야 한다는 점이다. 다만 식품에서 얻는 AGE는 그것이 전부 몸속에 축적되지 않고 10퍼센트 정도 몸속에 저장되고 6-7퍼센트는 장기간에 걸쳐 쌓인다고 알려져 있다.

그렇다고 '그럼 신경 안 써도 되겠네'로 끝나는 일이 아니다. 사실 같은 음식도 조리법에 따라 AGE 함유량의 자릿수가 바뀐다. 그에 대한 지식이 있는지 여부에 따라 건강에 미치는 영향이 달라지는 것이다.

그림 4-4는 대표적인 식품의 AGE 함유량을 정리한 표다.

그림 4-4 대표적인 식품의 AGE 함유량

KU=킬로유니트

식품명	AGE 함유량
고탄수화물 식품	
밥	9KU/100g
파스타(8분간 삶기)	112KU/100g
식빵(중심 부분)	7KU/30g
팬케이크	679KU/30g
와플	861KU/30g
콘플레이크	70KU/30g
감자튀김(집에서 만든 것)	694KU/100g
감자튀김(패스트푸드)	1,522KU/100g
포테이토 칩	865KU/30g
수제 쿠키	239KU/30g
크래커	653KU/30g
팝콘	40KU/30g
육류	
프랑크푸르트 소시지(돼지고기/7분간 삶기)	6,736KU/90g
프랑크푸르트 소시지(돼지고기/5분간 굽기)	10,143KU/90g
햄버거(소고기/6분간 기름에 굽기)	2,375KU/90g
햄버거(소고기/패스트푸드)	4,876KU/90g
로스트비프	5,464KU/90g
베이컨(돼지고기/전자레인지에서 3분간 가열)	1,173KU/13g
햄(돼지고기)	2,114KU/90g
소시지(돼지고기/전자레인지에서 1분간 가열)	5,349KU/90g
닭고기(껍질 없음)	
날고기	692KU/90g
삶기(1시간)	1,011KU/90g
굽기(15분간)	5,245KU/90g
튀기기(8분간)	6,651KU/90g
전자레인지에서 가열(5분간)	1,372KU/90g

닭고기(껍질 있음)	
치킨가스(25분간 튀기기)	8,965KU/90g
굽기(45분간)	54,118KU/90g
치킨너겟	7,764KU/90g
생선	
연어 (10분간 튀기기)	1,348KU/90g
연어(날것)	502KU/90g
연어(훈제연어)	515KU/90g
참치(간장을 뿌려서 10분간 굽기)	4,602KU/90g
참치(25분간 굽기)	827KU/90g
참치(통조림)	1,566KU/90g
채소	
브로콜리(데치기)	226KU/100g
당근	10KU/100g
옥수수(굽기)	261KU/100g
양파	36KU/100g
토마토	23KU/100g
유제품	
우유	12KU/250ml
우유(무지방)	1KU/250ml
우유(무지방 우유를 3분간 전자레인지에서 가열)	86KU/250ml
요구르트	10KU/250ml
바닐라 아이스크림	88KU/250ml
미국산 가공치즈	2,603KU/30g
블루치즈	1,679KU/30g
모차렐라치즈	503KU/30g
파르메산치즈	2,535KU/15g
달걀	
달걀노른자(10분간 삶기)	182KU/15g
달걀노른자(12분간 삶기)	279KU/15g
달걀흰자(10분간 삶기)	13KU/30g

달걀흰자(12분간 삶기)	17KU/30g
달걀(마가린에 부치기)	127KU/45g
콩류	
두부(날것)	709KU/90g
두부(데치기)	3,696KU/90g
두부(기름에 볶기)	3,447KU/90g
지방성 식품	
아몬드(로스트)	1,995KU/30g
아보카도	473KU/30g
버터	1,324KU/5g
캐슈너트(로스트)	2,942KU/30g
마가린(식물성 기름)	876KU/5g
마요네즈	470KU/5g
마요네즈(저지방)	110KU/5g
시저 샐러드용 샐러드드레싱	111KU/15ml
크림치즈	3,265KU/30g
올리브	501KU/30g
피넛버터	2,255KU/30g
음료	
코코아(설탕 든 것)	656KU/250ml
사과주스	5KU/250ml
오렌지주스(병 제품)	14KU/250ml
야채주스	5KU/250ml
커피(1시간 전에 만들어놓은 것)	34KU/250ml
커피(인스턴트)	12KU/250ml
커피(드립 커피)	4KU/250ml
콜라	16KU/250g
홍차	5KU/250ml

출처: 『늙고 싶지 않다면 'AGE'를 줄이세요(老けたくないなら「AGE」を減らしなさい)』(소프트뱅크 크리에이티브 출판)

식초나 레몬을 조미료 대신 쓴다

담그기만 해도 AGE가 줄어든다

AGE에서 주목해야 할 것은 조리법이다. 예컨대 같은 양의 연어를 먹더라도 날로 먹을 때보다 튀겨 먹을 때 AGE가 급증한다는 사실을 그림 4-4의 표를 보면 알 수 있다. 요컨대 AGE는 고온에서 조리할 때 크게 늘어난다. 가장 좋은 것은 날로 먹는 것이며 익혀 먹는다면 삶거나 데치는 것이 좋고, 굽거나 튀길수록 점점 AGE가 늘어난다.

그림 4-4에 나와 있듯이 같은 감자튀김도 집에서 직접 튀긴 것보다 패스트푸드점에서 파는 것이 AGE 함유량이 높다. 패스트푸드점에서는 더 높은 온도에서 조리하기 때문이다.

소시지라 해도 제조업체에 따라 만드는 과정이 다르기 때문에 소시지를 비롯하여 모든 식품의 AGE 함유량이 이 표에 실린 수치 그대로는 아니다. 다만 조리법에 따라 달라지는 AGE의 증감 경향은 파악할 수 있을 것이다.

식초가 혈당치의 상승을 억제한다는 점은 앞서도 말했지만 그 밖에도 식초에는 식품 속 AGE를 낮추는 효과가 있다. 예를 들어 생선을 먹을 때 기름으로 튀긴 상태라면 AGE 수치가 상당히 높아지지만 튀긴 생선을 식초를 섞은 소스에 절여 먹으면 AGE가 감소한다.

날고기를 그대로 그릴에 구우면 AGE 양이 약 5배 늘어난다. 하지만 굽기 전에 식초에 재우면 AGE 양을 절반 이하로 떨어뜨릴 수 있다. 식초 대신에 레몬즙을 사용해도 마찬가지다. 회로 먹을 수 있는 생선은 AGE가 늘어나지 않도록 그대로 먹는 것이 가장 좋지만 육류는 대부분 익혀야 한다. 조리할 때 식초나 레몬을 사용하면 AGE를 상당히 줄일 수 있다.

식초는 혈당치와 AGE를 억제해주는 매우 우수한 식재료이므로 평소에 식탁에 상비해놓고 조미료 대신 두루 사용하자.

콜레스테롤도 산화와 당화가 문제
노화 작용을 어떻게 억제하나

    콜레스테롤 수치가 높으면 동맥경화가 진행되고, 동맥경화가 진행되면 심근경색이나 뇌경색 등 목숨이 오가는 병에 걸릴 확률이 커진다. 이런 이유로 콜레스테롤이 문제시되고 있지만 그렇다고 모든 콜레스테롤을 같은 부류로 취급해서는 안 된다.

    콜레스테롤에는 흔히 좋은 콜레스테롤이라 불리는 HDL(고밀도지질단백질) 콜레스테롤과 나쁜 콜레스테롤로 불리는 LDL(저밀도지질단백질) 콜레스테롤이 있다. 최근 연구에 따르면 단순히 LDL 콜레스테롤이 나쁜 것은 아니라는 사실이 밝혀졌다.

    LDL 중 문제가 되는 것은 '당화 LDL 콜레스테롤'과 '산화 LDL 콜레스테롤'이다. 우리 몸을 노화시키는 당화와 산화가 콜레스테롤에서도 일어나고 있는 것이다. 이런 변성 LDL 콜레스테롤이 혈관벽에 쌓이면 동맥경화가 급속도로 진행된다. 몸속 세포에 염증을 일으켜 암을 비롯한 심각한 질환을 야기하기도 한다.

달걀 같은 콜레스테롤이 많은 식품을 주의하기보다 당화, 산화라는 노화 작용에 제동을 걸어야 한다. 이를 위해서는 탄수화물을 제한하고, 오래된 기름을 섭취하지 않는 등 식생활에서 주의해야 할 점이 여러 가지 있다. 밥을 한 그릇 가득 먹으면서 달걀을 먹지 않으니 콜레스테롤은 걱정 없다고 생각한다면 큰 착각이다. 탄수화물을 제한해 체중을 줄이면 자연히 콜레스테롤도 좋은 상태가 될 것이다.

주름, 기미, 여드름도 AGE가 원인

무엇이 콜라겐을 파괴할까

현대사회에서 주름이나 기미를 걱정하는 것은 여성만이 아니다. 남성도 젊어 보이고 싶어 한다. 주름이나 기미 같은 피부의 노화 현상은 바로 AGE의 소행이다.

우리 몸에 있는 단백질의 70퍼센트는 콜라겐이다. 그림 4-1에서 볼 수 있듯이 콜라겐은 세 가닥의 실 같은 섬유로 이루어져 있으며 그것이 늘어났다 줄어들었다 함으로써 탄력이 유지된다. 그런데 AGE가 들러붙으면 자유롭게 움직일 수 없게 되어 탄력을 잃는데, 거기에 주름이 생기고 AGE가 쌓인 곳에는 갈색 얼룩이 생긴다. 이것이 피부의 노화 현상이다.

뾰루지나 여드름에 시달리는 것도 탄수화물의 과잉 섭취가 원인이다. 초콜릿을 잔뜩 먹으면 얼굴에 뾰루지나 여드름이 생긴다. 그때 많은 사람이 초콜릿에 함유된 지방 때문이라 생각하지만 정답은 과도한 양의 포도당이 중성지방으로 바뀌어 피부에 쌓였기 때문이다. 여드름이 생긴다고 기름진 음식을 삼가고 메밀국수를 먹는다면 증상이 더 악화될 수 있다.

4가지 요소가 AGE를 축적한다

탄수화물, 고함량 식품, 자외선, 담배를 피한다

몸속에 노화의 원흉인 AGE를 축적하는 네 가지 요소는 다음과 같다.

고혈당

탄수화물을 과도하게 섭취해 혈당치가 올라가면 그만큼 포도당이 남아돌아 단백질이나 지질과 결합해 많은 AGE를 만든다.

AGE 고함량 식품

앞서 말했듯이 조리법에 따라 AGE의 양은 바뀐다. 같은 소고기를 조리하더라도 샤부샤부보다 비프커틀릿으로 만들었을 때 AGE가 높아진다.

자외선

자외선이 기미, 주름의 원인이 되는 까닭은 AGE가 크게 늘어나도록 만들기 때문이다. 예를 들어 29세 여성을 대상으로 조사했더니 빛을 쬐지 않은 부분의 AGE 양은 1.34퍼센트인데 반해 빛을 쬔 미간은 놀랍게도 29.7퍼센트로 나타났다. 그 차이는 자그마치 22배에 달한다. 이것이 기미, 주름의 원인이다. 햇살이 강할 때는 자외선을 차단하는 크림을 잊지 말고 바르도록 하자.

담배

담배를 피우면 약 30분 만에 몸속에서 AGE가 늘어난다. 새삼 지적할 필요도 없지만 건강을 위해 금연은 필수다.

장어, 닭고기, 참치는 천연 항산화 식품

카르노신이 노화를 억제한다

   장어, 닭고기, 참치 등의 간과 근육에 많이 들어 있는 '카르노신'이라는 물질은 매우 강력한 항산화 작용을 한다. 최근의 연구에 따르면 AGE도 강력하게 억제할 수 있다.

   철새가 러시아에서 일본까지 먼 거리를 날아올 수 있는 것도, 회유어가 쉼 없이 헤엄을 칠 수 있는 것도 모두 풍부한 카르노신을 갖고 있기 때문이다. 이런 '천연의 항산화물'이라 할 만한 식재료를 섭취함으로써 우리 몸에서 발생하는 활성산소가 제거되어 노화를 억제할 수 있다.

   나는 한 주의 업무가 시작되기 전인 일요일 밤에는 카르노신이 풍부한 장어를 먹는다. 젊고 활기 넘치는 몸을 만들고 싶다면 장어, 닭고기, 참치 같은 카르노신이 풍부한 식품을 적극적으로 섭취하자.

비타민B1, B6가 AGE를 억제한다
여름철 더위도 막아주는 천연의 보약

비타민을 대표한다고 할 만한 비타민B군 중 특히 B1과 B6에는 AGE를 억제하는 강력한 힘이 있는 것으로 밝혀졌다. 실제로 임상 실험도 이루어졌을 정도이므로 이미 약에 가까운 효과를 보인다고 간주해도 될 것이다.

비타민B1의 하루 필요량은 남성이 1.4밀리그램, 여성이 1.1밀리그램이다. 비타민B1이 부족하면 다리가 저리거나 붓고 온몸이 무기력해진다. 일본이 가난했던 시절 '각기병'이 만연한 것도 비타민B1이 부족했기 때문이다.

비타민B1이 풍부한 대표적인 식품으로는 돼지고기, 장어, 현미,

메밀, 콩, 간, 닭고기 등이 있다. 여름철에 더위를 탈 때는 이런 식품을 적극적으로 섭취하면 큰 도움이 된다.

한편 비타민B6의 하루 필요량은 남성이 1.4밀리그램, 여성이 1.2밀리그램이다. 비타민B6는 장내 세균의 합성에 의해 만들어지므로 부족해질 일은 많지 않지만 항생물질의 사용 등으로 장내 환경이 나빠지는 경우는 별개다.

비타민B6가 부족하면 설염, 구내염, 구각염 등이 나타난다. 텔레비전에서 광고하는 구내염 약의 주요 성분은 비타민B6다. 비타민B6는 다양한 식품에 널리 함유되어 있는데 특히 가다랑어, 참치, 연어, 견과류, 육류 전반, 채소, 바나나, 마늘 등에 많다.

비타민B1이나 B6는 오늘날의 일본처럼 먹거리가 넘쳐나는 환경에서 살아간다면 부족할 리 없는 성분이다. 그러나 먹거리가 풍족해진 만큼 손쉽게 싼값에 끼니를 해결하다 보니 오히려 비타민B1이나 B6가 부족한 사람도 많다. 이런 비타민을 적극적으로 섭취하면 AGE를 억제하고 노화를 방지할 수 있다.

비타민B군은 수용성이므로 과도하게 섭취한 몫은 소변으로 배출된다. 식사를 통해 섭취한다면 과잉 현상을 막을 수 있다.

폴리페놀로 젊어진다
콩, 블루베리, 커피를 자주 먹는다

노화를 방지하는 물질로 잘 알려진 '폴리페놀'에는 여러 가지 종류가 있으므로 다양한 식품에서 적극적으로 섭취한다.

레드와인에는 안토시아닌이 풍부하다. 안토시아닌의 항산화 작용은 '프렌치 패러독스(French Paradox, 프랑스인은 포화지방산의 섭취량이 많고 흡연율도 높지만 심장 질환이 적은 현상 – 옮긴이)의 근거로 여겨진다. 안토시아닌은 블루베리에도 많이 함유되어 있다.

콩에 많은 이소플라본은 두부나 낫토, 두유로도 섭취할 수 있다. 커피나 홍차에 들어 있는 타닌, 녹차의 카테킨 역시 항산화 작용이 강력한 폴리페놀의 일종이다. 양파, 감귤류, 메밀에는 루틴이, 초콜릿에는 카카오폴리페놀이 풍부하게 들어 있는데 레드와인보다 10배나 많다. 나도 오래 살기 위해 매일 거르지 않고 초콜릿을 먹고 있다.

초콜릿은 그 성분 비율이 중요하므로 카카오 함유량이 70퍼센트가 넘는 쌉쌀한 맛의 제품을 고르자.

그림 4-5 폴리페놀이 풍부한 식품

● 음료 ●

커피, 녹차, 홍차, 레드와인

● 과일 ●

블루베리, 포도, 복숭아, 자두, 감, 바나나, 딸기, 사과, 석류

● 채소 ●

콩, 콩 가공 식품(두부, 낫토 등), 양파, 올리브, 브로콜리, 메밀, 깨

● 견과류 ●

호두, 아몬드

● 과자 ●

코코아파우더, 초콜릿

향신료는 노화 방지에 좋다
당화, 산화를 막는 마법의 식품

후추, 산초, 강황, 파프리카, 카옌 후추, 커민, 칠리파우더, 월계수……. 지금은 일반 슈퍼마켓에서도 다양한 향신료를 구할 수 있다. 이런 향신료에는 대부분 AGE를 억제하는 작용과 항산화 작용을 하는 성분이 있다.

앞서 소개한 계피도 마찬가지다. 이런 향신료를 하나하나 분석하며 '이게 좋을까, 저게 좋을까' 고민하기보다 여러 가지를 적극적으로 사용해보자.

향신료를 많이 사용하는 요리로 누구나 떠올릴 만한 것이 카레다. 그러나 카레라이스는 탄수화물이 많아 혈당치를 올리므로 카레는 밥 위에 얹어 먹기보다 요리 소스로 활용하는 것이 바람직하다. 요리할 때 향신료를 잘 사용하면 간을 맞출 수 있어 간장이나 소금의 사용량을 줄일 수 있다는 이점도 있다.

콜라겐은 먹어도 효과가 없다

아무리 먹어도 몸속에 남아 있지 않다

젤라틴이 많은 요리를 콜라겐이 듬뿍 들었다며 권하는 말을 종종 듣는다. 피부나 관절에 효과가 있다는 콜라겐 보충제도 시중에 나와 있다.

하지만 콜라겐은 입으로 먹으면 효과가 없다. 입으로 들어간 콜라겐은 소화되어 모두 아미노산으로 분해되어 흡수되므로 몸속에 남아 있지 않는다. 지방을 먹었다고 배에 지방이 늘어나지는 않는 것과 마찬가지로 콜라겐을 먹었다고 몸속의 콜라겐이 늘어나지는 않는다.

우리 몸속에 있는 콜라겐은 모두 몸속에서 합성된 것이므로 그

합성 단계에 필요한 성분을 갖추는 것이 중요하다. 이를 위해서는 무엇보다 영양소를 고려하는 지적인 식생활을 꾸려가야 한다. 몸속에서 합성되어 만들어지는 것을 바깥에서 보충하는 어리석은 행동은 하지 말자.

The Ultimate Guide to
Developing Healthy Eating Habits

5

병에 걸리지 않는 식사법

면역력을 회복하고 암을 멀리한다

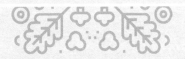

설탕, 첨가물, 농약, 인공감미료…….
몸을 좀먹는 부자연스러운 것들을 멀리하고
인간 본연의 야성의 힘을 되찾으려면?

병의 메커니즘
왜 병에 걸릴까

인간은 원래 병과 싸워 이기는 면역력을 갖고 있다. 그러나 매일 먹는 식사에 의해 면역 기능이 점점 떨어진다. 암은 그 전형적인 예다. 왜 굳건한 면역 체계가 무너지고 말까? 어떻게 하면 회복할 수 있을까?

우리 몸은 온갖 질병의 싹을 잘라내는 '면역력'을 갖고 있다. 그것은 인류의 역사가 시작된 이래 바뀌지 않은 사실이다. 냉난방 시설 따위가 없는 가혹한 자연 환경 아래서는 건강이 쉽게 나빠졌을 테지만 선조들은 면역력 덕분에 끈질기게 살아남았다.

그러나 현대인은 그릇된 식생활로 그 면역 체계를 무너뜨리고 있다. 인간이 키우는 개나 고양이도 마찬가지여서 본래대로라면 걸릴 리 없는 문명병으로 목숨을 잃고 있다. 그중에서도 암은 면역력이 저하됨으로써 생기는 병의 전형적인 예다.

우리 몸의 세포는 정기적으로 새로워지는데, 이를테면 간세포는 약 60일에 한 번꼴로 생성된다. 이때 세포의 유전자가 복제되지만 복제 기능이 완전하지 않아 드물게 오류가 발생하기도 한다. 혹은 발암성 물질 등에 의해 외부로부터 자극을 받아 잘못 복제된다. 그런 오류가 발견되면 면역력이 작용해 비뚤어진 세포를 제거해주기 때문에 우리 몸은 암에 걸리지 않는다. 하지만 면역력이 떨어지면 감시망을 빠져나간 이상한 세포가 증식하게 된다.

일본의 한 제약 회사가 개발해 크게 주목을 받고 있는 면역항암제 '옵디보(Opdivo)'는 기존의 항암제와 달리 면역력을 높임으로써 암을 치료하는 약이다. 온갖 암에 효과가 있을 것으로 기대를 모으면서 그 높은 가격(연간 3500만 엔)을 낮추기 위해 일본 정부까지 나서고 있다. 이 한 가지 사실을 봐도 알 수 있듯이 면역력은 매우 중요하다. 암뿐 아니라 당뇨병, 심근경색, 뇌졸중, 우울증, 알츠하이머병, 골다공증 등 각종 질병은 면역력이 떨어짐으로써 나타난다.

류머티즘이나 천식, 예전에는 없었던 꽃가루 알레르기는 자기 면역질환이라 해서 나쁜 세포가 아닌 세포를 잘못 공격하는 항체가 생김으로써 일어난다. 역시 면역력이 올바르게 작용하지 않아 일어나는 현상이다. 특히 꽃가루 알레르기나 아토피 환자가 급증하는 것은 매우 심각한 문제다. 예로부터 우리를 지켜주었던 면역 체계를 현대인이 음식으로 무너뜨린 결과이기 때문이다.

설탕을 비롯해 첨가물, 농약 등 예전에는 없었던 부자연스러운 물질을 입에 넣는 행위에 진지하게 제동을 걸어야 할 때다.

그림 5-1 **암이 발생하는 메커니즘**

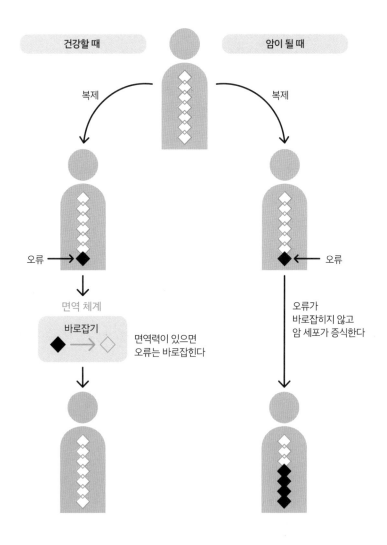

건강할 때

암이 될 때

복제

복제

오류

오류

면역 체계

바로잡기

면역력이 있으면
오류는 바로잡는다

오류가
바로잡히지 않고
암 세포가 증식한다

신석기인의 식단으로 돌아간다
가공 식품이 면역 체계를 파괴한다

신석기시대와 비교하면 우리의 수명은 비약적으로 늘어났다. 그렇다고 지금 우리가 신석기인보다 생명력이 더 강하다고 할 수는 없다. 우리가 장수하게 된 것은 한마디로 의학의 진보와 영양 상태의 개선 덕분이다. 콜레라나 결핵 같은 감염증을 억제할 수 있게 되었고 기아에 의한 질병이나 사망이 줄어든 것이 주된 이유다.

오히려 면역력은 신석기인보다 떨어졌다고 나는 생각한다. 현대인의 생활에는 면역력을 떨어뜨리는 부자연스러운 물질이 넘쳐나기 때문이다. 그런 물질의 대표적인 예가 캔커피나 청량음료 같은 설탕을 녹인 음료다. 다음으로 케이크나 빵 같은 탄수화물 덩어리를 들 수 있다.

예로부터 사람들은 단것을 맛있는 것으로 인식하여 꽃에 있는 꿀을 핥거나 사탕수수를 씹었다. 그러나 당시에는 정제된 설탕이 없었다. 인간의 몸은 정제된 설탕의 존재를 생각하지 못했고, 우리의 면역 체계 역시 그것이 대량으로 들어오리라고는 상상조차 하지 못했다.

부패를 막거나 보기 좋게 만드는 화학물질이 식품에 더해진 것은 비교적 최근의 일이다. 곰팡이가 피지 않은 새하얀 빵 따위는 선조에게서 물려받은 면역 체계가 받아들일 준비가 되어 있지 않은 먹거리다. 농약도 본래대로라면 먹거리에 들러붙을 리 없는 화학물질이다.

이처럼 우리는 건강을 지키기 위해 가장 중요한 '먹거리'를 두고 효과를 우선시하고 기업 논리를 앞세워 해서는 안 될 가공을 하고 말았다.

그렇다고 이런 부자연스러운 먹거리가 일으키는 해가 곧바로 나타나는 것도 아니다. 탄수화물을 너무 먹어 당뇨병이 발병하는 것은 음식을 먹고 몇 년이 지난 후의 일이고, 발암성 물질로 말미암아 암에 걸렸다 하더라도 '그때 먹은 ○○ 탓'이라 확실하게 증명할 수도 없다.

반면에 식중독은 금세 증상이 나타난다. 원인이 되는 음식을 먹으면 대개 몇 시간 안에 설사를 하거나 구토를 한다. 이런 신호를 보내주는 먹거리야말로 우리가 믿을 만한 것인데, 거기에다 방부제를 넣는 잘못을 저지르고 있다. 우리 몸의 면역 체계를 파괴하는 요소는 외부뿐만 아니라 내부에도 있다는 이야기다.

위장의 7할만 채우면 장수한다
기아 상태에서 장수 유전자가 살아난다

미국에서는 히말라야원숭이를 이용해 장수에 관한 여러 가지 실험을 하고 있다. 인간을 실험 대상으로 삼는 것이 윤리적으로 불가능하기 때문에 인간에 가까운 원숭이를 이용한다. 그 결과 배가 부를 때보다 칼로리를 30퍼센트 줄인 기아 상태에 가까울 때 장수 유전자가 활성화된다는 사실이 밝혀졌다.

특히 탄수화물은 에너지원으로서 생명 유지에 꼭 필요한 성분이다. 그래서 되도록 아껴 쓰는 것이 생명체의 기본 구조이며, 그것이 조금밖에 들어오지 않는 상황에 처하자 본래 지닌 생명력이 되살아난 것으로 보인다.

지금까지 거듭 말했듯이 공복에 이것저것 먹는 것은 최악이지만 한편으로 언제나 만복이어서도 안 된다. 장수 유전자가 활성화되려면 반드시 배가 70퍼센트쯤 찼을 때 식사를 끝내고 혈당치가 기준치 안에서 안정되도록 관리해야 한다.

딱딱한 음식을 꼭꼭 씹어 먹는다

씹는 행위로 본연의 힘을 되살린다

80세 이상 노인 중 치아가 스무 개 이상 남아 있는 사람이 반수가 넘었다는 뉴스를 봤다. 1999년의 조사에서는 그 비율이 15퍼센트에 불과했다고 하니 계몽운동의 효과가 있었던 모양이다.

이처럼 고령자에게는 건강을 유지하려면 음식을 잘 씹어 먹어야 한다고 장려하는데 한창때인 사람들에게도 잘 씹어 먹는 것은 중요한 일이다. 씹는 행위는 단순히 음식물을 잘게 부수기 위한 것이 아니다. 씹어서 먹음으로써 뇌에서 다양한 지령이 내려져 위와 췌장 등 소화, 흡수에 관련된 모든 장기가 몸으로 들어오는 음식물을 맞이할 채비를 하고 일련의 작업을 멋들어지게 해치우는 것이다.

씹지 않는 것은 장기가 몸을 풀 시간을 주지 않는 것이나 다름 없다. 또 씹고 있기 때문에 뇌의 만복중추에서 '이제 충분히 먹었다'라는 신호를 보낼 수 있는데, 이 신호가 늦어지면 과식을 하게 된다.

게다가 요즘에는 많이 씹지 않고 먹을 수 있는 음식물을 선호하는 풍조가 만연해 있다. 텔레비전 미식 프로그램에서는 리포터가 걸핏하면 "부드러워요", "입에서 녹아요"를 연발한다. 그것이 음식에 대한 칭찬이라 생각한다면 건강을 몰라도 너무 모르는 것이다.

더 딱딱한 것을 먹자. 신석기인도 먹었던 견과류, 섬유질이 풍부한 채소, 붉은 살코기, 작은 물고기 등 씹는 힘이 필요한 먹거리를 먹으면 본래 우리 몸이 갖고 있는 힘이 되살아날 것이다.

바빠서 밥 먹을 시간이 없다며 식사 대신에 에너지 음료를 마시는 것은 조금도 멋있지 않다. 그것은 이가 다 빠진 80세 노인도 할 수 있는 일이다. 그런 먹거리에 의존하는 것은 생명체로서 쇠퇴하고 있는 증거이므로 오히려 위기감을 느껴야 한다.

다수 첨가물은 발암성이 증명되었다

성분 표시를 꼼꼼히 읽어본다

여행 가서 친구들에게 줄 과자 선물을 살 때 며칠 동안 상하지 않는 것이 좋다고 생각하기 쉽지만 사실은 그 반대다. 며칠이고 보존할 수 있는 것에는 대개 몸에 해로운 방부제가 들어 있기 때문이다.

어떤 음식이든 시간이 지나면 썩기 마련인데 이 당연한 일이 이루어지지 않도록 가공한 음식은 먹지 않는 것이 현명하다. 청결을 지나치게 중시하는 일본인은 썩지 않는 것을 오히려 좋은 것으로 여긴다.

같은 이유에서 살균제도 자주 사용한다. 슈퍼마켓에서 한 봉지씩 포장해 파는 잘게 자른 채소에는 살균제로 '차아염소산'이 사용된다. 차아염소산은 회전초밥집에서도 애용한다. 견과류의 경우 피스타치오에 많이 쓰이는 곰팡이 방지제 '오르토페닐페놀(OPP)'에는 발암성이 있음이 밝혀졌다.

첨가물 중에서도 가장 질이 나쁜 것이 발색제다. 햄이나 소시지 등 가공육에 많이 쓰이는 '아질산염'은 세계보건기구에서 분명하게 발암성을 지적한 물질이다. 이 화학물질로 만들어내는 예쁜 분홍색이 먹음직스럽게 보인다면 야생의 감각이 어지간히 둔해진 것이므로 오히려 위험하다고 생각해야 한다.

그림 5-2는 자주 쓰이는 식품첨가물을 나타낸 표다. 식품첨가물에 훤해지려면 성분 표시를 꼼꼼히 읽어봐야 한다. 판매하는 쪽에서는 이상한 물질을 넣은 사실을 되도록 숨기려 하므로 식품첨가물이나 성분 표시는 제품 뒷면에 작은 글씨로 기록하기 마련이다. 식품을 구입할 때는 그런 것까지 제대로 읽어보자.

그림 5-2 **식품첨가물의 종류와 용도**

종류	목적과 효과	식품첨가물 사례
감미료	식품에 단맛을 더한다	자일리톨 아스파탐
착색료	식품을 착색하여 색조를 조절한다	치자황색소 식용황색4호
보존료	곰팡이나 세균 등의 발육을 억제하여 식품의 보존성을 높이고 식중독을 예방한다	소르빈산 이리단백(milt protein)
증점제/안정제/젤형성제/호료	식품에 매끄러운 질감이나 끈기를 주고, 분리를 방지하고 안정성을 향상시킨다	펙틴 카르복시메틸셀룰로오스나트륨
산화방지제	유지 등의 산화를 막아 보존성을 높인다	에리소르빈산나트륨 혼합비타민E
발색제	햄, 소시지 등의 색깔, 풍미를 개선한다	아질산나트륨 아세트산나트륨
표백제	식품을 표백하여 희고 깨끗하게 만든다	아황산나트륨 차아황산나트륨
곰팡이 방지제	감귤류 등의 곰팡이 발생을 방지한다	오르토페닐페놀 바이페닐
이스트 푸드	빵 효모의 발효가 잘 되도록 돕는다	인산삼칼슘 탄산암모늄
껌기초제	껌의 기초 재료로 쓰인다	에스테르검 치클
간수	중화면의 식감, 풍미를 낸다	탄산나트륨 폴리인산나트륨
고미료	식품에 쓴맛을 더한다	카페인(추출물) 나린진(naringin)

효소	식품의 제조, 가공에 사용한다	베타아밀라아제 프로테아제
광택제	식품의 표면에 광택을 준다	셸락 밀랍
향료	식품에 향을 더해 맛을 돋운다	오렌지향료 바닐린
산미료	식품에 신맛을 더한다	구연산 젖산
추잉껌 연화제	추잉껌을 유연하게 유지한다	글리세린 D-소르비톨
조미료	식품에 감칠맛 등을 주고 맛을 다 듬는다	L-글루탐산나트륨 5'-이노신산이나트륨
두부용 응고제	두부를 만들 때 두유를 굳힌다	염화마그네슘 글루코노델타락톤
유화제	물과 기름이 균일하게 섞이도록 한다	글리세린지방산에스테르 식물 레시틴
수소이온농도 조정제	식품의 수소이온농도를 조절하여 품질을 좋게 한다	DL-사과산 젖산나트륨
팽창제	케이크 등을 부풀려 부드럽게 만 든다	탄산수소나트륨 무수황산알루미늄칼륨
영양 강화제	영양소를 강화한다	비타민C 젖산칼슘
그 밖의 식품첨가물	그 밖의 식품 제조나 가공에 유용 하다	수산화나트륨 활성탄 프로테아제

출처: 일반사단법인 일본식품첨가물협회 홈페이지

무농약 채소를 많이 먹는다
자주 씻으면 비타민과 미네랄이 사라진다

　탄수화물 제한식을 하면 특히 남성 가운데 변비 기운을 느끼는 사람이 있다. 쌀에 함유된 식이섬유가 줄어들기 때문이다. 애써 식생활을 바로잡아가는 중이므로 지금부터는 의식적으로 채소를 많이 먹어야 한다. 채소는 식이섬유뿐 아니라 비타민과 미네랄이 풍부해 건강을 위해 많이 섭취해야 하는 먹거리다.

　채소를 먹을 때는 두 가지를 주의해야 한다.

　하나는 감자류 등의 뿌리채소는 탄수화물이 많으므로 피하고 잎채소를 먹어야 한다는 점이다. 달콤한 토마토도 탄수화물이 많으므로 주의해야 한다.

다른 하나는 되도록 농약을 치지 않은 채소를 먹어야 한다는 점이다. 과거 농촌에는 농약을 먹고 자살하는 사람이 제법 많았다. 지금도 농약을 뿌릴 때는 방독 마스크를 쓰고 풍향까지 신경을 쓴다. 농약은 그만큼 독성이 강하다. 농약을 뿌리면 벌레가 먹지 않아 보기 좋고 먹음직스러운 채소를 수확할 수 있다. 그러나 벌레가 싫어할 만한 채소가 인간에게 좋은 것일 리 없다.

무농약 채소를 먹는 습관을 들이면 그 채소가 지닌 본래의 맛을 알게 되어 채소가 좋아질 것이다. 그리고 농약을 친 채소를 먹을 때면 혀가 먼저 느낄 것이다. 이렇게 야생의 감각을 되찾는 것이 중요하다.

인증 마크가 붙은 무농약 채소는 대형 슈퍼마켓이나 인터넷 쇼핑몰에서 구입할 수 있다. 정기적으로 배달해주는 제품을 주문하면 싫어도 채소를 먹을 기회가 늘어날 것이다.

무농약 채소를 도저히 구할 수 없다면 일반 채소를 잘 씻어 먹는다. 흐르는 물에 담가놓으면 농약이 씻겨 나간다. 다만 그만큼 비타민과 미네랄도 사라진다. 농약을 치지 않은 잎채소를 날것으로 먹는 것이 가장 좋다.

인공감미료가 설탕보다 위험하다
장내 세균의 균형을 파괴한다

당뇨병 환자나 살이 쪄서 걱정인 사람들 사이에서 인공감미료
가 애용되고 있다. 그러나 인공감미료는 설탕 이상으로 위험한
물질일 수 있다.

2015년 과학 전문지 《네이처》에 재미있는 실험 결과가 발표되
었다. '아스파탐', '수크랄로스', '사카린'이라는 세 종류의 인공감
미료를 녹인 물을 쥐에게 먹였더니 일반 설탕을 녹인 물을 주었
던 쥐보다 혈당치가 올라갔다는 것이다. 이어서 각각 인공감미료
를 투여한 쥐와 일반 설탕을 투여한 쥐의 장내 세균을 채취해 장
내를 무균 상태로 만든 쥐에게 이식했더니 인공감미료를 투여한

쥐에게서 채취한 장내 세균을 이식한 쪽이 혈당치가 높아졌다.

인간도 인공감미료를 사용하다 보면 장내 세균에 변화가 생긴다는 사실이 밝혀졌다. 건강한 사람이 인공감미료를 꾸준히 섭취하면 장내 세균의 균형이 무너지고 인슐린이 포도당을 처리하는 능력인 내당능이 떨어져 당뇨병에 걸릴 수 있다는 연구 결과가 발표되었다. 당뇨병을 예방하기 위해 일부러 인공감미료를 사용했는데 도리어 당뇨병에 걸리게 된 것이다.

인공감미료가 장내 세균에 나쁜 작용을 한다는 것은 틀림없는 사실이며, 그중에서도 장 점막의 주름에 작은 구멍이 뚫리는 '장누수증후군'은 매우 심각한 병이다. 우리가 먹은 것은 위에서 소화되어 장에서 영양소가 흡수되고 노폐물은 변으로 배출된다. 그러나 장누수증후군에 걸리면 본래 흡수하지 않아야 할 독소를 흡수하고 만다. 그 결과 크론병(소화관 전체에 걸쳐 어느 부위에서든지 발생할 수 있는 만성적인 염증성 장 질환 - 옮긴이), 음식물 알레르기, 류머티즘 등이 생긴다는 사실도 밝혀졌다.

흰 설탕은 인간이 만들어낸 대표적인 부자연스러운 물질이다. 인공감미료는 그것마저 훌쩍 넘어서는 이상한 물질이며 입에 넣을 만한 것이 아니다. 애초에 왜 인공감미료를 사용해야 하는지 생각해봐야 한다. 그렇게까지 해서 단맛을 얻을 필요가 있는가? 그것은 탄수화물 중독으로 가는 지름길이다.

인공감미료 외에도 '과당포도당액당', '액상과당', '이성질화당' 등으로 표기된 감미료에도 주의해야 한다. 이들 감미료는 시판되는 청량음료에도 쓰인다. 절대로 먹고 싶지 않은데 먹게 되는 상황이 벌어질 수 있으므로 주의해야 한다.

인공 식품이 장기를 혹사시킨다

과잉 섭취는 신장을 망친다

단백질은 우리 몸의 피와 살을 만드는 매우 중요한 영양소다. 다만 탄수화물이나 지방과 달리 분해 과정에서 요소질소 등의 독소가 나온다. 이런 독소는 신장의 여과 기능에 의해 소변을 통해 체외로 배출되어 우리는 건강을 유지할 수 있는 것이다. 만약 신장의 여과 기능에 이상이 생기면 몸속의 독소로 인해 사망에 이르게 된다. 단백질을 과도하게 섭취하면 여과 기능이 혹사당해 신장이 약해지게 된다.

애초에 건강한 사람이 식품에서 얻는 양만으로는 과잉 섭취에 이르지 않는다. 문제는 흔히 프로틴이라 하는 분말 형태의 단백질 보충제와 아미노산 보충제 등 인공적으로 만들어진 것이다. 이런 인공물을 일상적으로 섭취하면 신장이 망가질 가능성이 크다.

우리 병원 환자 중에도 분말형 단백질 보충제를 섭취해 신장의 기능 정도를 나타내는 '소변의 알부민' 수치가 갑자기 나빠진 사람이 있다. 소변의 알부민 수치는 매우 중요한 지표지만 측정하는 의료기관이 많지 않다. 의사가 그 중요성을 이해하지 못하고 있는 것이다.

많은 의사가 신장의 상태를 알고 싶다면 혈청 크레아티닌 수치를 보면 된다고 생각한다. 그러나 혈청 크레아티닌 수치에서 이상이 발견되었다면 이미 신장이 심각한 상태라는 뜻이다. 그 전에 소변의 알부민 수치 변화를 파악해 적절하게 손을 써야 한다.

회사에서 하는 건강 검진에서는 보통 혈청 크레아티닌 수치밖에 재지 않는다. 인공적인 단백질이나 아미노산을 섭취해도 혈청 크레아티닌의 수치에는 좀처럼 변화가 없다. 이 점이 무엇을 의미하는지 지적인 직장인이라면 알 수 있을 것이다.

먹는 방법에 따라 장내 환경이 바뀐다
해조류, 곤약, 한천을 많이 먹는다

최근 몇 년 사이 크게 주목받고 있는 것이 '장내 세균'이다. 장내 세균은 소화, 흡수, 대사에서 중요한 역할을 하며 비만, 당뇨병, 대장암과 관련이 있다는 사실이 이미 밝혀졌다. 연구가 계속되면 다른 여러 질병과의 관련성도 밝혀질 것이다.

우리의 장 속에 서식하는 장내 세균은 500가지 이상으로 무게로 치면 1-2킬로그램이나 된다. 장내 세균에는 유익한 균과 유해한 균이 있는데 유해한 균의 비율이 늘어나면 여러 가지 병이 생긴다. 유해한 균을 줄이고 유익한 균을 늘리는 데 중요한 역할을 하는 것이 음식이다.

미국 오클라호마대학과 페루 국립건강연구소 연구자들이 공동으로 실시한 조사에서 장내 세균의 환경은 음식에 의해 좌우된다는 사실이 밝혀졌다. 그들은 아마존강 유역에 사는 수렵채집민족, 안데스 산맥 고지에 사는 감자 농가, 두 지역의 인근에 사는 사람들, 오클라호마주의 마을 주민 등의 장내 세균을 조사해 비교했다. 그 결과 가까이 사는지 여부보다 식사 내용이 비슷하면 장내 세균 환경도 비슷해진다는 사실이 밝혀졌다. 또 보존되어 있는 페루 원주민의 표본을 조사해보니 그들의 장내에는 현대인이 갖고 있지 않은 다양한 세균이 존재했다.

장내 세균이 즐겨 먹는 것은 수용성 식이섬유다. 다시마, 미역 등의 해조류나 곤약, 한천에 풍부하게 들어 있다. 장내 세균을 조절하려면 이런 식재료를 많이 먹어야 한다. 한편 채소에 많은 불용성 식이섬유도 꼭 필요하다. 불용성 식이섬유는 대변량을 늘려 노폐물을 배출하는 데 중요한 역할을 한다. 두 가지 모두 균형 있게 섭취해 장의 환경을 양호하게 유지해야 한다.

남성은 젊은 시절에는 변비가 적고 장에 대한 관심이 별로 없는 경향이 있다. 그러나 50세쯤 되면 점점 장의 기능이 쇠퇴해 변비 때문에 병원을 찾는 비율이 여성보다 높아진다. 그렇게 되지 않도록 지금부터 장내 세균의 균형을 조절하자.

현대인은 너무 짜게 먹는다
염분 섭취량을 줄이면 혈압이 떨어진다

30대 후반 무렵부터 특히 남성의 경우 고혈압이 늘어난다. 흔하긴 하지만 고혈압은 무서운 병이다. 빌 게이츠가 운영하는 빌앤멀린다게이츠재단의 후원으로 전 세계 188개국에서 실시된 조사에 따르면 '죽음을 초래하는 수정 가능한 위험 인자'는 세계적으로 그리고 일본만 봐도 고혈압이 1위였다.

혈압이 높으면 뇌졸중의 위험성이 높아지는 것은 물론 만성 염증으로 인해 면역력이 떨어져 암에 걸리기도 쉬워진다. 고혈압을 만만히 봐서는 안 된다.

고혈압은 유전적인 체질의 영향도 있지만 가장 큰 원인은 비만이다. 체중이 1킬로그램 늘 때마다 혈압은 5수은주밀리미터 (mmHg)씩 올라간다. 고혈압에 걸리면 가장 먼저 탄수화물을 절제해 체중을 줄여야 하며 동시에 염분 섭취량을 줄이는 것이 중요하다. 염분의 과잉 섭취는 암의 발생률을 높인다는 점도 이미 확인되었으므로 매일의 식사에 충분한 주의를 기울여야 한다.

일본인은 염분을 지나치게 많이 섭취한다는 말을 꾸준히 들어왔다. 그러나 실제로 식품 속 염분량이 어느 정도인지 모르기 때문에 좀처럼 자각하지 못하는 것이 현실이다. 최근 소변에 들어 있는 염분을 측정할 수 있게 되면서 염분 섭취량을 확실히 알 수 있게 되었다.

우리 병원에서도 환자의 소변을 검사하고 있지만 40세를 경계로 염분 섭취량이 확연하게 차이가 난다. 젊은 사람들은 염분 섭취량이 적은 편이지만 40세 이상의 남성들 중에는 하루에 15그램이나 섭취하는 사람도 있다. 일본인의 하루 평균 염분 섭취량은 남성이 11그램, 여성이 10그램이다. 후생노동성은 남성은 8그램, 여성은 7그램까지 줄이라고 권장하지만 세계보건기구가 내세우는 목표치는 5그램이다. 일본인이 염분을 얼마나 많이 섭취하는지 알 수 있다.

염분도 당분과 마찬가지로 많이 섭취하면 혀가 마비되어 '좀 더 강한 맛'을 찾게 된다. 매일 라면을 먹는 사람은 탄수화물뿐 아니라 염분도 과식하니 이중 중독에 빠져 있는 셈이다. 목숨과 직결되는 문제임을 인식하여 염분 섭취를 줄이자.

칼륨을 섭취하여 염분을 배출한다
혈압을 올리지 않는 식사법

혈압을 낮추려면 체중을 줄이고 염분이 많은 음식을 먹지 않는 것이 기본이다. 더 나아가 몸속의 염분을 배출해주는 식품을 먹는 것도 효과적이다.

우리 몸속의 세포 안에 있는 체액과 세포 바깥에 있는 체액은 삼투압으로 일정한 농도를 유지한다. 그 원리를 이용하여 칼륨을 섭취함으로써 세포 안의 나트륨을 배출할 수 있다. 칼륨은 이뇨 작용을 하므로 부종을 빼는 데도 효과적이다.

그림 5-3에서 보듯이 칼륨은 채소나 과일에 많이 들어 있다. 브라질의 야노마미족은 원래 소금을 먹는 습관이 없고 바나나처럼

그림 5-3 주요 식품의 칼륨 함유량

	식품	대략 1개의 양	칼륨 함유량 (날것, mg)	칼륨 함유량 (삶거나 데친 것, mg)
감자류	토란	조림 80g	512	448
	고구마	철판구이 100g	470	490(찐 것)
	감자	어묵탕 80g	328	272
	참마	초무침 50g	215	215
채소류	시금치	나물 80g	552	392
	죽순	조림 80g	416	376
	배추	전골 150g	330	240
	옥수수	삶은 것 100g	290	290
	주키니(돼지호박)	조림 50g	225	215
	콜리플라워	샐러드 50g	205	110
	무	조림 80g	184	168
	가지	중간 크기 80g	176	144
	우엉	볶음 50g	160	105
	브로콜리	곁들이 40g	144	72
	쑥갓	전골 30g	138	81
	연근	튀김 30g	132	72
	토마토	샐러드 50g	105	
	당근	찜 30g	84	78
	양배추	채 40g	80	37
	오이	샐러드 30g	60	
	그린아스파라거스	가는 것 2개(20g)	54	52
콩류	팥(건조)	단팥죽 50g	750	230
	콩(건조)	30g	570	171
	강낭콩(건조)	20g	300	94

	풋콩	50g	295	245
	누에콩(날것)	조림 50g	220	195
	껍질째 먹는 강낭콩	나물 50g	130	135
	그레이프프루트	1개 400g	440	
	바나나	1개 120g		100g/1,300
	배	1개 200g	150	
	멜론(노지 재배)	1/8 조각 80g		
	복숭아	1개 150g	120	
과일류	딸기	30알 150g		잼 10g/8
	감	1개 140g		40g/268
	사과	1개 200g	60	
	포도	30알 150g		30알 15g/111
	귤	1개 70g	53	
	파인애플	한 조각 60g	72	설탕절임 20g/5

출처: 〈고칼륨혈증과 식사〉 팸플릿(와타나베 유조(渡邊有三) 감수)

칼륨이 많은 음식을 즐겨 먹기 때문에 나이 들수록 혈압이 올라가는 현상이 나타나지 않는다고 알려졌다. 혈압이 걱정되는 사람은 야노마미족을 본받아 식생활을 바꾸자. 다만 달콤한 과일보다 채소를 많이 먹는 것이 좋다.

오래된 기름은 독성이 강하다

산화한 기름은 먹지 않는다

인간의 세포는 하나하나가 전부 세포막으로 덮여 있는데 그 세포막의 원료가 지질이다. 따라서 세포를 바람직한 상태로 유지하기 위해서는 지질의 섭취가 필수적이다. 다만 지질은 자칫 잘못 섭취하면 독이 되므로 주의해야 한다.

지질은 종류가 복잡한데 크게 나눠 포화지방산과 불포화지방산이 있다. 불포화지방산에는 일가불포화지방산과 다가불포화지방산이 있고 다시 다가불포화지방산은 오메가6(ω6) 지방산과 오메가3(ω3) 지방산의 두 가지로 나뉜다. 오메가3 지방산에 속하는 EPA(에이코사펜타엔산)나 DHA(도코사헥사엔산)은 동맥경화를 예방하고 신경을 건강하게 지키는 데 탁월한 작용을 한다. 등푸른생선에 많이 함유되어 있다.

그림 5-4에서 보듯이 우리가 먹는 기름은 다양한 지질을 함유하고 있지만 동물성 기름에는 포화지방산이 많다. 식물성 기름 중에서는 코코넛유에 포화지방산이 두드러지게 많다.

포화지방산이 많으면 상온에서 고체가 되는 성질이 있다. 우리 몸속에서도 굳기 쉬운 성질이 있으며, 육류 등을 과하게 많이 먹으면 혈액이 탁해져 심근경색 등에 걸리기 쉽다.

한편 포화지방산은 고체이기에 변질되기 어렵다는 이점도 있다. 지질은 변성에 유의해야 하는데 기름이 산화하면 독성이 강한 물질이 된다. 중동 같은 곳을 여행하다 기름을 사용한 요리를 먹고 구토나 설사를 하는 등 탈이 나는 사람이 많다. 일본에서도 만든 지 오래된 튀김을 먹으면 속이 매스꺼운데 이것은 기름의 산화가 주된 원인이다.

산화된 질 나쁜 기름을 섭취하면 소화기에 직접적인 증상이 나타날 뿐 아니라 장기적으로는 세포 하나하나를 덮고 있는 세포막도 변질된다. 따라서 오래된 기름은 절대로 요리에 사용해서는 안 된다.

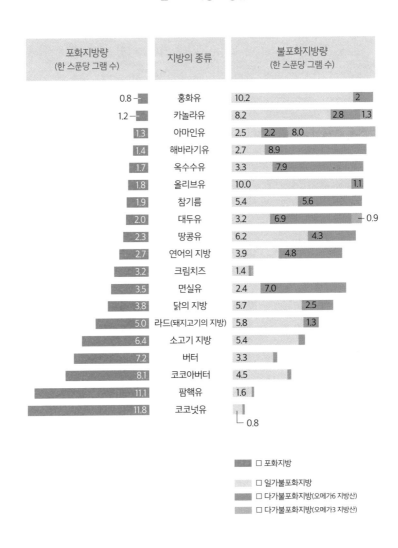

그림 5-4 지방의 종류

포화지방량 (한 스푼당 그램 수)	지방의 종류	불포화지방량 (한 스푼당 그램 수)
0.8	홍화유	10.2 ⋯⋯⋯ 2
1.2	카놀라유	8.2 ⋯⋯ 2.8 1.3
1.3	아마인유	2.5 2.2 8.0
1.4	해바라기유	2.7 8.9
1.7	옥수수유	3.3 7.9
1.8	올리브유	10.0 1.1
1.9	참기름	5.4 5.6
2.0	대두유	3.2 6.9 — 0.9
2.3	땅콩유	6.2 4.3
2.7	연어의 지방	3.9 4.8
3.2	크림치즈	1.4
3.5	면실유	2.4 7.0
3.8	닭의 지방	5.7 2.5
5.0	라드(돼지고기의 지방)	5.8 1.3
6.4	소고기 지방	5.4
7.2	버터	3.3
8.1	코코아버터	4.5
11.1	팜핵유	1.6
11.8	코코넛유	└ 0.8

□ 포화지방

□ 일가불포화지방

□ 다가불포화지방(오메가6 지방산)

□ 다가불포화지방(오메가3 지방산)

출처: 『데블린 생화학 원서 7판』(마루젠출판)

왜 올리브유는 최강의 기름일까

식후 혈당치를 크게 낮춘다

그림 5-4를 다시 한 번 보자. 이 책에서 섭취를 권장하는 올리브유는 일가불포화지방산이 풍부한 기름이다. 연어의 지방에는 다가불포화지방산인 오메가3 지방산이 많다. 등푸른생선에 함유된 DHA, EPA가 이 오메가3 지방산에 속한다.

한때 오메가6 지방산에 속하는 리놀렌산이 건강에 좋다고 하여 옥수수나 해바라기를 원료로 만든 기름이 유행한 적이 있다. 그러나 나중에 동맥경화를 촉진시킨다는 사실이 밝혀졌다.

이처럼 지질은 한때는 좋다고 했던 것이 몇 년 후에는 위험하다고 바뀌는 일이 많으므로 유행에 휩쓸려서는 안 된다. 요즘 유행하는 코코넛유는 이미 발암성이 있다는 의심을 받고 있으며 아직 증명되지 않았지만 위험한 기름임에 분명하다. 코코넛유는 90퍼센트 이상이 포화지방산으로 동맥경화를 앞당기는 동물성 지방과 같은 성질을 지닌다.

반면에 올리브유는 100퍼센트 건강에 좋은 기름이므로 적극적으로 섭취해도 된다. 얼마 전 106세로 세상을 떠난 세이로카국제병원의 히노하라 시게아키(日野原重明, 100세가 넘어서도 현역으로 활동한 의사로 유명하다. - 옮긴이) 선생도 매일 아침 올리브유를 먹었다고 한다. 2016년의 연구에서는 엑스트라 버진 올리브유가 식후 혈당치를 50밀리그램 퍼 데시리터 이상 낮춘다는 사실이 밝혀졌다.

올리브유의 적정 섭취량은 1-2큰술(15-30밀리리터)이다. 다만 고품질에 가열 처리를 하지 않았으며 제조일로부터 날짜가 많이 지나지 않은 신선한 제품을 골라야 한다. 일단 개봉을 했다면 빠른 시일 안에 모두 사용하는 것이 좋다.

올리브유는 액체 기름이면서도 비교적 변성이 되지 않지만 지질은 변성하면 독성이 강해진다. 그 전형적인 예가 지질이 산화되어 생기는 '과산화지질'이다. 발암성 물질로 의심되며 동맥경화의 원인이 된다. 과산화지질은 우리 몸속에서도 만들어지고 식품에도 들어 있다. 특히 기름으로 조리해 시간이 경과한 음식에 다량으로 들어 있다.

슈퍼마켓이나 편의점에서 파는 튀김은 조리 후 상당한 시간이 지난 것이 대부분이다. 튀김이 먹고 싶으면 가게에서 갓 튀긴 것을 먹도록 하자. 등푸른생선에 함유된 DHA, EPA는 산화되기 쉬우며 말린 전갱이 같은 식품에도 과산화지질이 많이 들어 있다.

어떤 기름이든 변성에 주의해야 한다. 가열하지 않은 엑스트라 버진 올리브유도 선선하고 어두운 장소에 보관하고 신선할 때 아낌없이 쓰는 것이 좋다.

감자칩은 악마의 음식
악성의 모든 것을 갖추고 있다

지금까지 건강을 해치는 식사법으로 탄수화물의 과잉 섭취, AGE를 늘리는 고온 조리, 시간이 지나 변성된 기름 사용 등을 소개했다. 이 책에서 지적한 모든 조건을 갖춘 음식으로는 감자칩이 있다. 감자칩은 한마디로 악마의 음식이다.

이미 알고 있는 사람들도 있겠지만 요즘에는 감자칩 과자를 홍보할 때 '기름에 튀기지 않았다'라고 강조하는 경우가 많다. '이런 걸 계속 만들고 있다가는 큰일 나겠다'라고 뒤늦게 깨달은 업체가 자체적으로 규제를 시작했기 때문으로 보인다.

사실 감자칩에는 '아크릴아미드'라는 발암성이 높은 물질이 다량 함유되어 있다. 아크릴아미드는 AGE의 하나다. 원래 공업용으로 널리 쓰이던 물질로 암이나 번식장애를 일으킨다고 알려져 있었다. 그런데 어디까지나 '공해 문제'로 생각하고 실태를 조사하던 스웨덴에서 우연히 식품 속에도 아크릴아미드가 존재한다는 사실이 밝혀졌다. 이 사실은 전 세계에 충격을 주었고 일본에서도 후생노동성과 농림수산성을 중심으로 본격적으로 연구가 시작되었다.

연구 결과 120도 정도의 고온에서 가열한 탄수화물(감자류, 밀가루, 쌀가루 등)에 다량으로 함유되어 있다는 사실이 밝혀졌다. 즉 감자칩이나 도넛, 기름으로 튀긴 과자 등에는 아크릴아미드가 잔뜩 들었다는 이야기다. 이런 조사 결과가 나오자 과자 업체는 큰 충격을 받은 나머지 조용히 기름에 튀기지 않는 제품의 개발에 착수했을 것이다.

그런 일련의 사건을 대부분의 소비자는 알지 못한 채 지금도 고온의 기름으로 튀긴 감자칩을 즐겨 먹는다. 아크릴아미드뿐 아니라 AGE의 유해성으로부터 몸을 지키기 위해 이런 식품은 피하자.

살코기 스테이크를 자주 먹는다
이틀 한 번 70그램씩 먹는다

육류를 좋아하는 사람은 혈관계 질환이 많다는 말은 오랫동안 사람들의 입에 오르내렸다. 인공적으로 살을 찌워 지방이 희끗희끗하게 박힌 육류를 많이 먹으면 콜레스테롤 수치가 올라가 심근 경색 같은 중병에 걸리기 쉽다. 식사 내용과 콜레스테롤 수치가 큰 관련성이 없다고 하더라도 지방이 풍부한 육류를 많이 먹으면 이야기가 달라진다.

한편으로 장수하는 사람들 중에 육류를 좋아하는 사람이 많은 것도 사실이다. 그들의 공통점은 소나 양의 살코기 스테이크를 자주 먹는다는 점이다. 특히 자연에 방목해 키운 소나 양의 살코기를 골라 먹는다.

자연에 방목해 키운 동물의 고기는 양질의 단백질과 철분을 많이 함유한 매우 우수한 식품이다. 여분의 지방도 없고, 씹는 맛이 있어 육류 본연의 맛을 음미할 수 있다. 생선도 양식보다 자연산이 맛있고 건강에 좋은 것과 마찬가지다. 통틀어 '육류'라고 해도 질이 다르다.

지방이 많은 육류를 다량 섭취하면 콜레스테롤 수치가 올라갈 뿐 아니라 대장암을 일으키는 방아쇠로 작용한다는 사실도 밝혀졌다. 육류 자체가 아니라 동물성 지방이 암의 근원이 되는 것이다. 군이 비싼 돈을 주고 인공적으로 살찌운 기름투성이 고기를 먹는 일은 이제 그만두자.

그렇다면 살코기는 얼마나 먹는 것이 적당할까. 70그램 정도의 살코기를 이틀에 한 번꼴로 먹기를 권한다.

탄 음식에는 발암성 물질이 들어 있다

구운 소시지는 두 배로 위험하다

생선의 탄 부분에 발암성 물질이 들어 있다는 지적은 비교적
예전부터 있었다. 그러나 생선뿐 아니라 탄 음식은 일절 먹지 않
는 것이 좋다. 육류도 타면 '헤테로사이클릭아민'이라는 발암성 물
질이 생긴다. 고온에서 조리되는 과정에서 화학 변화가 일어나기
때문이다.

그 밖에도 감자칩에서 설명한 아크릴아미드 같은 발암성 물질
이 고온 조리 과정에서 여러 가지 형태로 나타나리라는 것도 충
분히 예상할 수 있다. 또 발암성 물질로 판명되지 않은 것 중에
위험한 물질이 많이 들어 있을 것이다.

탄 음식에는 발암성 물질뿐 아니라 AGE도 잔뜩 들어 있다. 태우면 날고기의 10배에 달하는 AGE가 생긴다. 가공육에는 발암성 물질도 들어 있다. 숯불에 구운 프랑크푸르트 소시지를 먹는 일은 반드시 피하자.

체온을 올리면 면역력이 높아진다
생강, 고추가 혈행을 촉진한다

겨드랑이 아래에서 재는 체온을 '피부 체온'이라 하는데 몸 안쪽의 '심부 체온'보다 1도 가까이 낮게 나온다. 피부 체온으로 36.5도쯤 되는 상태라면 우리 몸의 기능이 원활하게 작동하고 있다는 뜻이다. 하지만 요즘은 35도 정도의 저체온인 사람들이 늘고 있다. 50년 전 일본인의 평균은 36.8도였으므로 역시 음식 등 환경의 변화가 영향을 미친 것으로 보인다.

체온이 내려가면 면역력이 떨어져 암을 비롯해 온갖 질병에 걸리기 쉽다. 또 혈행이 나빠짐으로써 순환기 질환은 물론 어깨 결림 같은 증상도 나타나기 쉽다.

겨울철은 물론 에어컨을 사용하는 여름에도 차가운 음식만 먹지 말고 의식적으로 따뜻한 수프를 먹어야 한다. 다만 염분을 과다하게 섭취하지 않도록 짠맛이 나는 것은 피한다.

생강이나 고추에도 몸을 따뜻하게 하고 혈액의 흐름을 좋게 하는 성분이 많이 들어 있다.

The Ultimate Guide to
Developing Healthy Eating Habits

6

통계 자료가 알려주는
100세 시대 식사법

장수하는 사람들의 10가지 생활 규칙

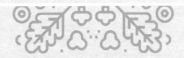

이탈리아, 코스타리카, 일본 등
세계 곳곳의 장수하는 사람들이 실천하고 있는
100세 시대의 식사법과 생활방식은?

몸에 좋은 식사법

장수하는 사람들에겐
공통점이 있다

행복감과 번뇌 없는 독자적인 세계관을 갖는 멋진 삶을 누릴 수 있다면 누구라
도 100세까지 살고 싶을 것이다. 이를 위해서는 어떤 식생활을 유지해야 할까?

최근 35년간 전 세계적으로 평균수명은 10년이나 길어졌다. 일본에서도 인생 50년을 외치던 시대가 있었다는 이야기가 거짓말처럼 들릴 정도로 지금은 100세까지 사는 것이 예사다. 실제로 100세가 넘은 일본인은 이미 6만 명을 돌파했다. 우리도 그중 한 사람이 될 수 있다. 이런 이야기를 환자들에게 하면 모두 웃는다. "그렇게 오래 살지 않아도 괜찮아요. 85세까지만 살아도 만족합니다"라고 그들은 말한다.

하지만 100세를 맞이한 사람들에게 이제 만족하냐고 물으면 좀 더 살고 싶다는 대답이 돌아온다. 100세가 되어서야 비로소 행

복감과 번뇌 없는 독자적인 세계관을 가질 수 있기 때문이란다. 그런 멋진 삶을 누릴 수 있다면 누구라도 100세가 넘어서까지 살고 싶을 것이다. 이를 위해서는 어떤 식생활을 유지해야 할까?

아직 그 단계에 도달하지 않은 사람의 논리에 귀를 기울이기보다 현실에서 100세가 넘은 사람들에게 배우는 것이 가장 좋지 않을까? 이제 40세인 연구자가 이렇게 하면 오래 살 수 있다고 하는 말에 귀 기울이는 것보다 이미 100세가 넘은 사람들이 무엇을 먹고 어떻게 살아왔는지를 살펴보고 그와 비슷하게 사는 방법이 더 합리적일 것이다.

장수하는 사람들의 생활상에 대해서는 오래전부터 세계 곳곳에서 연구와 조사가 이루어져 왔다. 그 결과 밝혀진 것이 본래 유전적 체질이 다른 사람들이 모였음에도 건강하게 장수하는 사람이 많은 지역과, 반대로 병석에 누워 지내는 사람이나 일찍 죽는 사람이 많은 지역으로 나뉜다는 사실이다. 즉 선천적인 체질보다 식사를 비롯한 생활 습관이 장수나 단명과 큰 관련이 있다는 점이 통계적으로 밝혀진 것이다.

서장에서 언급한 곤도 쇼지 박사의 연구도 그중 하나다. 곤도 박사의 조사에서는 바닷가나 산간벽지에도 장수 마을과 단명 마을이 존재하고, 각각 식사에 특징이 있다는 사실이 밝혀졌다.

최근에는 이탈리아 서남부에 위치한 아치아롤리 마을이 100세가 넘은 주민이 매우 많아 주목을 받고 있다. 아치아롤리에 사는 고령자들의 모세혈관은 매우 젊어 20대 젊은이와 비슷한 사람까지 있다고 한다. 그들은 신선한 채소와 생선을 올리브유와 함께 먹는 습관이 있다.

또 미국《내셔널지오그래픽》의 기자 댄 뷰트너(Dan Buettner)는 장수하는 사람이 많은 지역을 취재한 내용을『세계 장수 마을 블루존(Blue Zones)』이라는 책으로 펴냈다. 책의 제목으로 쓰인 '블루존'은 100세가 넘은 장수하는 사람들이 많은 지역을 가리키며 구체적으로 다음의 네 지역을 들고 있다.

- 이탈리아 사르데냐섬 중부
- 일본 오키나와 북부
- 미국 캘리포니아주 로마 린다
- 코스타리카 니코야 반도

이 장에서는 이런 귀중한 문헌을 해석해 내 나름대로 장수하는 사람들의 '생활상 공통점'을 정리해봤다. 여기서 '생활상 공통점'이란 것이 중요한데, 장수 여부는 단순히 국적에 의해 좌우된다고 말할 수 없다. 오키나와가 그 전형적인 예다.

『세계 장수 마을 블루존』에서도 지적했지만 오키나와에는 수명을 기준으로 두 개의 집단이 존재한다. 하나는 100세 이상 장수하는 사람이 많은 북부다. 이 지역은 여주를 일상적으로 섭취하는 등 전통적인 식생활을 유지하고 있다. 다른 하나는 남부의 나하 인근을 중심으로 미국 문화의 영향을 크게 받은 지역이다. 패스트푸드나 통조림 햄을 많이 먹고, 비만 인구가 늘고 있으며 심장 질환으로 비교적 젊은 나이에 죽음을 맞이하는 사람이 일본에서 가장 많다.

미국 문화의 침투를 '콜라식민지화(Coca-colonization)'라 하는데 그러한 식생활의 변화에 따라 인간의 건강은 큰 영향을 받는다. 『세계 장수 마을 블루존』에서 다룬 사르데냐섬에도 최근 콜라식민지화의 파도가 밀려들고 있으므로 어쩌면 머지않아 장수 마을이라는 이름을 잃을지도 모른다.

그런 흐름에 물드는 일 없이, 지금부터 설명하는 장수하는 사람들의 식생활 규칙을 몸에 익혀 100세 넘어서까지 멋진 삶을 마음껏 누리자.

규칙 1 ○ 콩류를 많이 먹는다
비만, 노화, 질병을 예방하는 슈퍼 푸드

대두를 비롯한 콩류에는 양질의 식물성 단백질뿐 아니라 동맥경화를 막는다고 알려진 비타민E가 많이 들어 있다. 또 항산화 작용을 하는 폴리페놀이 풍부해 노화로부터 우리 몸을 지켜준다.

실제로 세계의 장수 지역에서는 콩류를 많이 먹는다. 특히 이탈리아 사르데냐섬 중부의 바르바자 지역에서는 자그마한 누에콩을 일상적으로 먹고 있다.

오키나와에서는 예로부터 콩을 원료로 만든 '시마도후(島豆腐)'라는 두부를 고야참푸르(여주를 채소, 두부 등과 볶은 오키나와 요리 - 옮긴이) 등의 향토 요리에 사용하고 있다. 이 시마도후를 줄곧 먹은 사람과 패스트푸드로 바꿔버린 사람 사이에 건강 상태나 수명에 차이가 나는 것으로 보인다.

100세가 넘어서도 건강하려면 두부를 적극적으로 먹을 것을 권한다. 슈퍼마켓에서 손쉽게 구할 수 있는 두부, 낫토, 두유 같은 콩 제품을 일상적으로 즐겨 먹자. 풋콩이나 누에콩, 껍질째 먹는 강낭콩이나 완두콩 등이 출하되는 시기에는 살짝 데쳐 그대로 먹는 것이 가장 좋다.

말려서 나오는 팥, 덩굴강낭콩, 병아리콩, 렌틸콩, 붉은강낭콩 등

다채로운 콩류를 1년 내내 손에 넣을 수 있다. 말린 것뿐 아니라 최근에는 바로 요리에 사용할 수 있도록 살짝 익혀 놓은 통조림 제품도 나와 있으므로 이를 활용한다면 손쉽게 콩류의 섭취량을 늘릴 수 있다.

이런 콩류는 지금까지 달짝지근하게 조려 먹는 것이 일반적이었지만 그런 콩자반에는 설탕이 많이 사용된다. 달짝지근하게 조려 먹기보다는 싱겁게 익힌 콩을 샐러드에 더하거나 칠리콘카르네(다진 쇠고기에 강낭콩, 칠리파우더 등을 넣고 끓인 매콤한 스튜 – 옮긴이) 등 달지 않은 요리에 이용하는 방법을 권한다.

규칙 2 ○ 다양한 채소를 고루 먹는다
하루 350그램의 채소를 먹는다

채소를 싫어하는 사람은 일찍 죽는다는 것은 의심의 여지가 없는 사실이다. 곤도 박사가 찾아다닌 곳에서도 생선이나 밥만 많이 먹고 채소 섭취량이 적은 마을은 한결같이 단명했다.

건강하게 장수하기를 원한다면 하루에 350그램의 채소를 먹자. 350그램이면 여러 가지 채소를 양 손바닥 가득 담은 정도다. 한 번쯤 저울로 재서 자기 나름대로 어림잡아 헤아려놓는다. 그렇게 많이는 못 먹는다고 하면서 시판되는 채소 주스에 의존해선 안 된다. 그런 제품에는 탄수화물이 가득 들어 있는 것이 많은 데다 정작 중요한 식이섬유는 빠져 있다.

채소에 함유된 식이섬유는 장내 세균의 먹이가 되어 장내 환경을 개선해준다. 일본인의 하루 대변량은 계속 줄고 있는데, 제2차 세계대전이 일어나기 전에는 약 350그램이었던 것이 지금은 200그램 이하로 줄었다고 한다. 그만큼 채소 섭취량이 줄어든 것이다.

채소는 되도록 농약을 사용하지 않고 기른 것으로 먹는다. 세계의 장수 지역에서는 자연스러운 방식으로 길러진 채소를 즐겨 먹는다. 특히 캘리포니아주의 로마 린다 지역은 제칠일안식일예수재림교라는 기독교 교파 사람들이 많이 살고 있는데, 그들은 철저하게 농약이나 첨가물 등을 배제한 식품을 먹는다.

한창 일할 나이의 남성 가운데 채소를 싫어하는 사람이 많지만 그것은 채소의 진짜 맛을 모르기 때문이다. 예를 들어 편의점에서 파는 샐러드에는 살균제 등의 첨가물이 쓰인다. 그런 것을 먹고 채소는 맛이 없다고 기피해서는 안 된다.

채소는 유기농, 무농약 등의 품질 인증 마크가 붙은 것을 고르거나, 그런 제품을 구하기 어렵다면 잘 씻어 잔류 농약을 제거한 뒤 먹는다(다만 그만큼 비타민과 미네랄을 잃게 된다). 되도록 다양한 종류의 채소를 먹는다. 이를테면 브로콜리와 양상추와 토마토는 함유된 영양소가 각각 다르다. 다양한 종류의 채소를 먹음으로써 비타민과 미네랄을 균형 있게 섭취한다.

규칙 3 ○ 비탈길을 걷는다
허리와 다리를 단련하는 운동을 한다

이탈리아 사르데냐섬과 일본 오키나와 북부에 사는 사람들은 대개 언덕이 많은 지역에서 생활하며 매일 몇 번이고 비탈길을 오르내린다. 곤도 박사의 조사에서도 배낭을 짊어지고 걸어 들어간 산간벽지에 장수 마을이 있었다. 최근 몇 년 사이 일약 세계 최고의 장수 지역으로 떠오른 홍콩은 가파른 비탈길이 많은 지역이다.

이런 점들로 미루어볼 때 비탈길을 오르내리는 것이 장수에 도움이 됨에 분명하다. 비탈길을 오르내리는 것은 적절한 유산소 운동이 되어 심폐 능력이 단련된다. 평지에서 생활할 때는 사용하지 않는 근육이 쓰이기 때문에 다리와 허리도 강해진다. 나이 들수록 다리와 허리의 힘이 중요한데, 약해지면 골절의 위험이 높아진다. 살짝 넘어지기만 해도 뼈가 부러지고 병석에 드러눕는 고령자가 한둘이 아니다.

한편 다리와 허리가 강해지면 제 발로 어디든 갈 수 있어 활동 반경이 넓어진다. 아무리 나이가 많더라도 넓은 세상을 다니며 끊임없이 새로운 자극을 받을 수 있으니 치매와도 인연 없이 살 수 있다. 한창 일할 나이인 지금부터 비탈길 오르내리는 것을 일과로 삼아보자. 회사 계단을 활용하는 것도 좋다.

건강하게 장수하는 지역의 사람들은 몸놀림이 자유롭지만 굳이 격렬한 운동을 하지는 않는다. 격렬하게 운동하면 숨이 가쁘고 활성산소가 많이 발생하기 때문에 노화가 진행된다. 그런 부자연스러운 일은 구태여 하지 않는 것이 좋다.

건강을 위해서라며 달리는 사람이 많지만 콘크리트길에 발이 닿을 때 발바닥의 모세혈관을 순환하는 혈액 속 적혈구가 찌그러진다는 사실도 밝혀졌다. 마라톤 선수에게 빈혈이 많은 것은 그 탓이다. 세계적인 대회에 출전하는 유명한 선수는 전문 트레이너와 영양사가 집중 관리하는데도 빈혈이 생긴다.

일반인이 장거리를 달리는 것이 장수로 이어진다는 근거는 찾아보기 어렵다. 반면에 비탈길을 오르내리는 사람 중에 장수하는 사람이 많다는 점은 여러 연구 자료가 증명해주므로 이를 따르는 것이 현명하지 않을까.

규칙 4 ○ 평생 일을 놓지 않는다

소일거리를 찾아 몸을 움직인다

곤도 박사가 장수 마을을 조사하던 무렵, 일본의 산 간벽지에서는 샐러리맨을 찾아볼 수 없었다. 대부분 농업, 어업, 임업에 종사하며 정년 없이 남녀 불문하고 몸을 움직이는 일을 했다.

이런 이유로 조사가 시작되었을 무렵에는 '중노동이 수명을 단축시키지는 않을까'라고 추측했지만 결과적으로 '중노동을 하는 사람들이 장수한다'라는 사실이 밝혀졌다. 이런 경향은 세계적인 현상으로 사르데냐섬에 있는 실라누스라는 마을에는 100세가 넘어서도 양치기로 장시간 육체노동을 하는 사람들이 있다.

몸을 움직일 수 있는 한 일을 계속하는 것이 좋다. 이것 역시 월급쟁이는 한계가 있다. 지금 일본의 직장인은 대부분 월급쟁이로 60세에 정년을 맞이한다. 대개 고용 연장의 길을 선택하지만 언젠가는 퇴사할 운명이다. 상황이 이러하다면 생각을 전환할 필요가 있지 않을까.

일이란 것이 지금 직장에서 하는 일만 있는 것은 아니다. 인공지능이 발달하면서 전혀 새로운 일거리들이 생겨나고 있다. 그런 일에 도전하는 것도 훌륭한 선택이다. 꼭 돈을 받는 일이 아니어도 된다. 자원봉사자로 지역 활동에 참가하는 것도 생각해볼 수 있다.

가장 좋은 것은 집안일일지도 모른다. 그중에서도 청소가 추천할 만하다. 청소기 등을 사용하지 않고 바닥을 걸레로 훔치면 꽤나 운동이 된다. 요리는 치매 예방에 안성맞춤이다. 식단을 생각하고 여러 단계를 밟아가면서 조리하려면 제법 머리를 써야 한다. 게다가 이 책으로 익힌 영양 지식을 살릴 수도 있다.

특히 남성은 회사를 그만두면 인간관계가 좁아져 집에 틀어박혀 지내기 쉽다. 집에서 아무것도 하지 않고 버티고 있으면 아내로부터 대형 폐기물 취급을 받기 마련이다. 부디 청소와 요리를 도맡아 아내를 기쁘게 해주기 바란다. 직접 요리를 만들어보면 맛있는 음식이란 어떤 것인지 알 수 있다.

애초에 월급쟁이와 주부라는 부부의 형태가 짜인 것은 비교적 최근의 일이다. 예로부터 사람은 남녀 모두 죽을 때까지 일했다. 회사를 그만둔 후에는 선조들과 똑같이 살아가자.

규칙 5 ○ 삶의 보람을 찾는다
남에게 필요한 사람임을 자각한다

건강하게 100세를 맞이하는 사람들은 그 나이가 되어서도 삶의 보람을 찾으며 긍정적인 마음으로 즐겁게 살아간다. 그들이 말하는 삶의 보람이라는 것이 거창한 일은 아니다. 이를테면 사르데냐섬의 양치기는 양을 돌보는 것이 삶의 보람이고, 일본의 농촌에서 사는 사람은 밭을 일구는 것을 삶의 보람으로 여긴다.

요컨대 몇 살이 되건 해야 할 일이 있어야 하며 아침부터 밤까지 멍하니 텔레비전 앞에 앉아 있어서는 안 된다. 애초에 인간이 살아가는 데 할 일이 없는 상태는 있을 수 없다. 옷차림을 단정하게 하거나 장을 보거나 세탁을 하는 등 할 일이 산더미다.

건강한 고령자는 대개 식사를 준비하고 이불을 개는 등 일상의 잡다한 일을 스스로 하고 싶다고 말한다. 하루하루의 생활을 자기 힘으로 해내는 것은 삶의 큰 보람이 된다.

일본의 저명한 산악인 미우라 유이치로(三浦雄一郎)의 아버지는 101세 하고도 325일 동안 현역 스키어로 살았다. 아내를 여읜 뒤 단독주택에서 줄곧 혼자 살면서 식사를 비롯한 일상의 온갖 잡일을 스스로 처리했다. 아버지를 걱정한 아들이 함께 살자고 제안했지만 거절했다고 한다.

의학적으로는 신체와 뇌를 혹사하는 것이 좋다. 나이 들었으니 편하게 지내야 한다는 사고방식은 잘못된 것이다. 젊은 시절처럼 몸은 움직이지 않더라도 가능한 범위 안에서 스스로 모든 일을 해야 한다. 모든 것을 가족에게 맡기고 자신은 편하게 지내는 길을 선택해서는 안 된다.

일본 정부가 고령자를 대상으로 실시한 의식 조사에 따르면 삶의 보람을 느낄 수 있느냐 없느냐는 건강 상태와 친구의 유무 등에 큰 영향을 받는다. 줄곧 자리보전을 한 채 다른 사람의 시중을 받으면서 오래 사는 것이 아니라 사회와 가족, 동료나 주변 사람들에게 어떤 식으로든 공헌을 하여 '다른 사람들이 나를 필요로 하고 있다'고 느끼는 것이 중요하다. 다른 사람들이 나를 필요로 하는 상황은 회사를 그만두고 나서도 얼마든지 만들 수 있음을 이해하는 것 역시 중요하다.

규칙 6 ○ 건강관리에 철저하다
조기 발견, 조기 치료는 건강관리의 기본

『세계 장수 마을 블루존』에서 소개한 캘리포니아주 로마 린다에는 제칠일안식일예수재림교 사람들이 많이 살고 있다. 그들은 채소와 견과류를 많이 먹고, 걷기 같은 가벼운 운동을 즐기며, 자원봉사 활동을 통해 사회와의 연결고리를 유지하는 한편으로 건강관리에 철저하다.

장수하기 위해서는 암, 심근경색, 뇌졸중 등 무서운 질병을 조기에 발견해 적절한 치료를 받아야 한다. 그러나 일반적인 건강검진에서 실시하는 폐의 X선 검사, 위조영 검사, 복부초음파 검사 등으로는 암을 조기에 찾아내기 어렵다.

내가 정기적으로 받고 있으며 환자들에게도 권장하는 것은 다음과 같은 검사다.

① 위와 장은 내시경 검사를 받는다

바륨을 이용한 위조영 검사는 방사선에 피폭되는 양이 꽤 많은데도 조기 암을 놓치기 쉽다. 게다가 이상이 있으면 내시경 검사를 받아야 하므로 처음부터 내시경 검사를 받는 쪽이 훨씬 효과적이다.

분변 잠혈 검사에서 혈액이 섞여 나올 정도면 대장암이 상당히 진행된 상태다. 현재 남녀 모두 대장암이 급증하고 있으므로 내시경으로 확실한 검사를 받는 것이 필수다. 지금은 검사받는 것이 힘들지 않도록 안정제를 주사하여 잠을 자는 동안 모두 마치므로 전혀 고통스럽지 않다.

내시경 검사를 받기 전에 장을 비우기 위한 하제를 마시는 것이 고역이라면 최신 3차원 컴퓨터단층촬영(3D-CT) 검사를 추천한다.

② 흉부와 복부의 CT 검사를 받는다

폐의 X선 검사나 복부의 초음파 검사로는 작은 암을 찾아내기 어렵다. CT로 인체를 가로로 자른 횡단면을 봄으로써 폐, 췌장, 담낭, 간, 신장, 난소 등의 암을 조기에 발견할 수 있다. 흉부 CT에는 심장의 혈관도 찍히므로 이상이 있으면 관동맥 CT라는 정밀 검사를 받으면 확실하게 심근경색을 예방할 수 있다.

③ 뇌의 MRI 검사를 받는다

뇌동맥류나 가벼운 경색을 찾아내어 미리 약을 복용함으로써 목숨을 잃거나 심각한 후유증이 남는 사태를 피할 수 있다. 한창 일할 나이인 중장년층에게 많은 지주막하 출혈도 예방할 수 있고 뇌종양도 발견할 수 있다. 해마의 위축도를 조사하는 검사를 동시에 하면 알츠하이머병의 예방도 가능해진다.

규칙 7 ○ 과식하지 않는다
칼로리의 30퍼센트를 줄여 먹는다

고령인데도 활기차게 몸을 움직이는 사람들은 절대 과식하지 않는다. 배가 부르면 몸이 무거워 움직이기가 힘들기 때문이다.

신석기인은 애초에 식량이 풍부하지 못했을 것이고, 다른 동물이 습격해올 경우에 대비해 만복이 되도록 먹지 않았을 것이다. 세상이 풍요로워지면서 사람들은 먹는 즐거움을 추구해왔다. 하지만 당뇨병 등의 문명병이 늘어나자 과식의 폐해를 비판하며 칼로리의 30퍼센트를 줄여 먹는 운동을 펼치고 있다.

게이오대학 의학부 백수종합연구센터 특별초빙교수인 히로세 노부요시(広瀬信義)에 따르면 100세까지 사는 사람들은 모두 '칼로리의 30퍼센트를 줄여 먹는다'라고 한다. 너무 적게 먹으면 체력이 붙지 않고 그렇다고 많이 먹어서도 안 된다는 이야기다.

그러나 인간에게 먹는 것이 큰 즐거움이라는 사실은 예나 지금이나 변함이 없고 많은 사람이 좀처럼 그 유혹을 이기지 못한다. 특히 배가 고팠다가 겨우 식사를 하게 되면 배가 덜 찼는데 수저를 놓기가 쉽지 않다. 그런데도 나는 이 책에서 '적게 먹기'를 권장한다. '적당히'가 80퍼센트라면 '적게'는 70퍼센트쯤 된다.

적게 먹는다는 것은 공복을 참는 것과는 다른 이야기다. 어디까지나 공복에서 폭식으로 이어지는 나쁜 흐름에서 벗어나 지적으로 자신의 식습관을 조절하기 위한 조치다. 히말라야원숭이를 대상으로 실시한 장수 연구에서는 칼로리를 30퍼센트 줄인 것이 장수로 이어졌다.

혈당치를 크게 변화시키는 공복이 폭식으로 연결되는 흐름을 피하려면 몇 가지 유의할 점이 있다.

- 같은 양을 먹는다면 식사 횟수를 늘린다.
- 천천히 먹음으로써 뇌의 만복중추에 배부르다는 신호가 전달되도록 한다.

- 꼭꼭 씹어야 하는 음식을 먹는다.

이와 같이 식습관을 바꾸면 배가 덜 차더라도 시장기를 느끼지 않을 수 있다. 공복감에 시달리지 않고 신석기인의 식생활을 따라 할 수 있는 것이다.

규칙 8 ○ 와인을 즐긴다
하루 한두 잔은 삶의 활력소가 된다

앞서 말했듯이 와인은 장수에 기여한다. 이탈리아 사르데냐섬의 건강한 고령자 중에는 육체노동을 거뜬히 해치우면서 하루에 와인을 1리터나 마시는 사람이 있다. 와인은 결코 몸에 나쁜 것이 아니다.

오키나와에서는 아와모리(쌀로 빚은 증류주의 하나 - 옮긴이)를 마셔왔고, 의식동원(醫食同源, 의약과 음식은 근원이 같다는 뜻 - 옮긴이)을 강조하는 중국에서는 7000년 전부터 술을 즐겼다. 최근 세계 최고의 장수 지역으로 떠오른 홍콩 사람들도 와인을 즐겨 마신다.

실제로 신뢰할 만한 기관에서 진행한 몇몇 연구에서 와인이 몸에 좋다는 사실이 증명되었다. 폴리페놀을 풍부하게 함유한 레드와인은 강력한 항산화 작용을 한다. 2004년 독일에서는 쌉쌀한 맛의 화이트와인에 살이 빠지는 효과가 있다는 연구 결과도 나왔다.

레드와인과 화이트와인 둘 다 혈당치를 낮춰준다. 내가 지속적으로 실시하고 있는 혈당치 측정 실험에서도 저녁 식사에 와인을 곁들이면 다음 날 아침의 공복 혈당치가 어김없이 낮아졌다. 종교적인 계율 등으로 금지되어 있지 않다면 하루 한두 잔 정도의 와인은 마셔도 좋다.

알코올에 약한 체질인 사람이 '술을 마신다→속이 거북해진다→술은 몸에 나쁘다'라는 사고 구조에 빠지는 것도 무리는 아니다. 하지만 마실 수 있는 사람까지 거기에 연연할 필요는 없다. 하루의 마지막에 와인 한두 잔을 즐기며 기분 좋은 한때를 보내는 것은 건강하게 장수하는 데 꼭 필요한 생활방식이 아닐까.

규칙 9 ○ 초콜릿을 먹는다
카카오에는 미네랄이 풍부하다

1997년 프랑스의 잔 칼망이라는 여성은 122세로 세상을 떠났다. 생전에 고흐를 만난 적도 있다고 하니 얼마나 오래 살았는지 짐작할 수 있을 것이다. 이 사람이 특히 좋아한 음식이 레드와인과 초콜릿이다. 초콜릿은 일주일에 1킬로그램이나 먹었다고 한다.

초콜릿의 원료인 카카오에는 카카오폴리페놀이 풍부해 강력한 항산화 작용을 한다. 초콜릿의 카카오폴리페놀과 레드와인의 폴리페놀이 상승효과를 일으켜 노화가 억제되었는지도 모른다. 120세 가까이 살았던 미국인 사라 크노스도 초콜릿을 매우 좋아했다고 한다.

일본의 연구에서도 카카오 성분이 많은 초콜릿에는 혈압을 낮추는 효과가 있다고 밝혀졌다. 카카오폴리페놀이 혈관의 염증을 경감시키고, 그로 인해 좁아졌던 혈관이 넓어짐으로써 혈압이 낮아지는 것으로 보인다. 카카오에 들어 있는 칼슘, 아연, 마그네슘, 철 등의 미네랄 성분도 장수에 이바지한다.

평소 간식을 즐겨 먹는 사람, 일하다 입이 심심해지면 무심코 과자에 손을 뻗는 사람이라면 이제부터 초콜릿을 먹는 것이 어떨까. 물론 초콜릿도 과식해서는 안 된다. 카카오 성분이 70퍼센트가 넘는 쌉쌀한 맛의 초콜릿을 하루에 25그램 정도 섭취하는 것이 이상적이다.

참고로 화이트초콜릿은 카카오버터는 들어 있지만 폴리페놀이나 미네랄 성분은 블랙초콜릿에 훨씬 못 미치므로 좋지 않다. 설탕이 잔뜩 들어 있고 카카오 성분은 적은 초콜릿을 많이 먹으면 오히려 살이 찌니 제대로 확인하여 선택하고 적정량을 지켜 섭취하자.

장수하는 사람은 애초에 건강을 타고났다고 할 수 있다. 그러나 오래 살다 보면 대개 어떤 병이든 경험하게 된다. 그들이 운이 좋은 것은 병에 걸렸을 때 좋은 의료기관에서 진료를 받았다는 점이다. 건강관리에 철저한 제칠일안식일예수재림교 사람들이 사는 캘리포니아주 로마 린다에는 훌륭한 대학병원이 있어 최고 수준의 진료를 받을 수 있다.

현대에는 의료에 관한 온갖 정보가 난무해 옥석을 가려내기가 쉽지 않다. 누구라도 이제는 훌륭한 안목으로 좋은 의사를 선택해야 한다. 내가 오랫동안 당뇨병 전문의로 일하며 느낀 점은 의사도 최상급부터 최하급까지 천차만별이라는 것이다. 당뇨병 전문의로서 소변 알부민의 합병증 검사를 하지 않는 의사는 최하급일지도 모른다. 의사의 선택이 특히 중요한 경우는 암을 포함한 외과의 그리고 최근에는 내과에서도 심장 카테터 치료나 위, 장 등의 내시경 치료를 할 때다.

같은 이탈리아 식당일지라도 맛있는 가게와 맛없는 가게가 있는 이유는 요리사의 솜씨가 다르기 때문이다. 솜씨의 차이는 의사에게도 있다. 솜씨 나쁜 의사에게 진료를 받아 피해를 입는 것은 환자다. '의사라서 믿었는데' 하며 원망한들 아무런 소용이 없다.

솜씨 좋은 의사가 꼭 큰 병원에 있는 것은 아니다. 유명 대학의 부속병원에서 환자의 사망 사고가 잇달아 일어난 일은 기억에도 새롭다. 유명한 대학병원에는 갓 의사가 된 새내기가 많다. 그런 새내기 의사들도 프로페셔널이 되려면 경험을 쌓아야 한다. 환자 중 누군가가 새내기 의사들의 '수술 1호'가 되는 것이다.

직장인은 평소의 업무 습관 때문에 아무래도 큰 곳을 쉽게 믿는 경향이 있지만 의사를 선택할 때는 그런 사고방식은 버리는 게 좋다. 의료 관계자나 실제로 병원을 경험한 사람들의 이야기를 들어보고 다방면으로 정보를 수집하여 실력 있는 의사를 고르는 능력을 기르자.

몰랐던 것을 아는 데서
시작하자

"일을 잘하려면 무엇보다 건강이 중요하다."

일에 매진하는 직장인에게 이렇게 말하면 대개는 자신도 그 사실을 알고 있다고 대답하지만 실제로는 그렇지 않다. 하나같이 건강은 당연한 것이며 공기 같은 존재라 생각한다. 감기에 걸려 열이 38도까지 오르면 '아, 힘들어. 건강하다는 게 얼마나 고마운 일인지, 앞으로는 몸을 좀 더 소중히 다뤄야지' 하고 생각하지만 병이 나으면 금세 잊고 만다. 우리 병원에는 당뇨병을 내버려뒀다가 손쓸 수 없는 지경에 이르러서야 찾아온 환자도 있었다. 그 전까지 진료를 받았던 의사에게서 이제는 인공투석밖에 없다는 선고를 받고 부랴부랴 찾아온 것이다.

인공투석은 한 번에 4시간쯤 걸리는 치료를 일주일에 세 번 정도 받아야 하므로 삶의 질이 눈에 띄게 떨어질 수밖에 없다. 이 사람이 지금까지와 똑같이 일을 계속하는 것은 거의 불가능하다. 이 환자는 신체장애자 1급 판정을 받아 진료비는 무료다. 인공투석은 그만큼 큰일인 것이다.

지금까지 그렇게 심각한 지경에 이른 환자의 태반이 남성이고, 그들 중 다수가 일에서 성공한 사람이었다. 그들은 30-40대에 혈당치의 이상을 지적받았지만 자각 증상이 없기 때문에 별다른 조치를 취하지 않은 채 계속 일에 매달렸을 것이다. 즉 알고 있다고 말하면서도 사실은 '알고 있지 않은' 행동을 취해온 것이다.

남성 중에는 '나는 굵고 짧게 살 생각이기 때문에 당뇨병 따위는 치료하지 않는다'라고 말하는 사람도 적지 않다. 하지만 그런 사람일수록 인공투석을 해야 한다고 말하면 크게 후회한다.

최근에는 자신이 암에 걸렸을 경우 적극적인 치료를 받지 않겠다고 말하는 사람도 있다. 이것도 알고 있다고 하지만 결국 아무것도 모르는 전형적인 사례다. 암이 진행되면 얼마나 큰일이 벌어질지 모르기 때문에 그런 말을 할 수 있는 것이다. 말기에 이르면 고통을 견디지 못해 병원으로 달려오게 된다.

사람들은 으레 자기 몸은 자기가 잘 안다고 생각하지만 사실은 전혀 모른다는 사실을 하루 빨리 깨닫기 바란다. 그리고 자기 몸을 모른다는 사실을 깨닫는 데서 시작해 식생활을 바꿔나가기 바란다. 지금의 30-40대는 무리하고 있다. 옛날과 달리 부부의 맞벌이가 당연한 일이 되면서 건강관리가 어려워진 듯하다. 특히 남성들 사이에서 비만이 늘고 있다.

한창 일할 나이의 직장인들에게 다시 한 번 강조한다.

첫째, 건강관리를 위해 신경 써야 할 것은 칼로리가 아니라 탄수화물이다. 현대사회에는 우리가 미처 깨닫지 못하는 사이에 탄수화물 과잉에 빠지도록 유도하는 함정이 사방에 널려 있다. 그런 함정에서 벗어나 탄수화물 섭취량을 줄이는 것이야말로 '비만→노화→질병'을 피하는 유일한 식사법이다. 동시에 집중력을 높이고 성과를 끌어올리는 방법이기도 하다.

둘째, 인류가 탄생했을 때는 없었던 부자연스러운 화학물질을 피하고 산화와 당화로부터 몸을 지켜 타고난 면역력을 회복해야 한다. 식사는 최고의 능력을 발휘하기 위한 최강의 기술이다.

마지막으로 조기에 질병을 발견할 수 있도록 정기적으로 정밀 검사를 받아야 한다. 평소 건강 검진을 받으며 정밀 검사를 덧붙인다면 암이나 심근경색으로부터 몸을 지킬 수 있다.

한창 노동 방식의 개혁에 대한 이야기로 떠들썩하지만 개혁은 다른 사람에게 의존해서는 성공할 수 없는 일이다. 결국에는 스스로 자신을 지켜야 한다. 무엇보다 중요한 당신의 건강을 지키기 위한 식생활을 중요하게 생각하기 바란다.

마키타 젠지

옮긴이_ 전선영

한국외국어대학교 일본어과를 졸업하고 현재 전문 번역가로 활동하며 다양한 분야의 일본 도서를 국내에
소개하고 있다. 옮긴 책으로 『진짜 채소는 그렇게 푸르지 않다』, 『감정적으로 받아들이지 않는 연습』, 『도
쿄대 교수가 제자들에게 주는 쓴소리』, 『세상이 다르게 보이고 내가 바뀌는 철학 비타민』, 『일상생활 속에
숨어 있는 수학』 등이 있다.

의사가 가르쳐주는 최강의 식사 교과서

식사가 잘못됐습니다

초판 1쇄 발행 2018년 9월 19일
초판 20쇄 발행 2024년 4월 2일

지은이 마키타 젠지
옮긴이 전선영
감수 강재헌
펴낸이 신경렬

상무 강용구
기획편집부 최장욱 송규인
마케팅 박진경
디자인 박현경
경영지원 김정숙 김윤하

교정교열 박혜영 | 디자인 송윤형 김경진

펴낸곳 ㈜더난콘텐츠그룹
출판등록 2011년 6월 2일 제2011-000158호
주소 04043 서울시 마포구 양화로12길 16, 7층(서교동, 더난빌딩)
전화 (02)325-2525 | 팩스 (02)325-9007
이메일 book@thenanbiz.com | 홈페이지 www.thenanbiz.com

ISBN 978-89-8405-943-6 03510